令和4年1月～令和5年3月

「看護実践に生きているナイチンゲールの看護思想を見直してみよう!」

―「ナイチンゲール看護研究会・滋賀」の学びと歩み―

城ヶ端初子・桶河華代・髙島留美　編著

は じ め に

「ナイチンゲール看護研究会・滋賀」が発足して8年目を迎えている。

発足当時からナイチンゲールの看護思想の学びと共にその思想を看護実践に生かすことをめざして、看護実践・看護教育の場で活動し、看護とは何かを再考したい人々と、自主学習会活動を続けてきた。そして、この研究会は、2019年より彦根長浜地域連携協議会と協賛、2020年からびわ湖東北部地域連携協議会との協賛事業になっている。

この間、ナイチンゲールの看護思想を学ぶために「三大覚え書」といわれる「看護覚え書」「病院覚え書」および「救貧覚え書」を資料に用いた学習会を続けてきた。そして、この学びと研究会の歩みについて、これまで4冊にまとめ出版してきた。今年度は看護実践に生きているナイチンゲールの看護思想を見直すことをテーマに、講演会（年1回）と研究会例会（原則月1回）を開催し、講師に臨床、訪問看護ステーションおよび教育の場で活動している本学大学院看護学研究科の修了生を迎え、共に学びあってきて参加者の反響もあり成果を感じている。

本書は、この看護実践者達からの報告である。

本書は4部で構成されている。

第1部　看護実践に生きているナイチンゲールの看護思想の検討

第2部　研究会例会における学び

　　　第1章　病人の看護と健康を守る看護

　　　第2章　在宅におけるナイチンゲールの看護思想の実践

　　　第3章　臨床におけるナイチンゲールの看護思想の実践（看護管理の立場から）

　　　第4章　ナイチンゲールの看護思想に基づく看護実践報告

第3部　ナイチンゲール看護講演会

第4部　ア・ラ・カ・ル・ト

本書の出版に当たり、OMラボの大橋氏、サンライズ出版の藤本氏のご尽力を頂いた。紙面をお借りして深謝いたします。

令和5年3月

編著者を代表して

城ケ端　初子

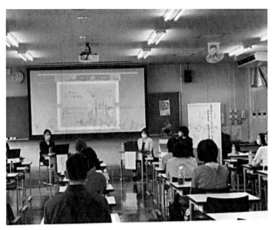

講演会

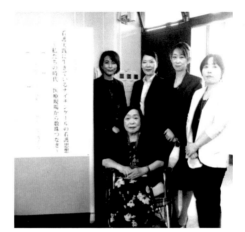

講演会で講演したメンバー達

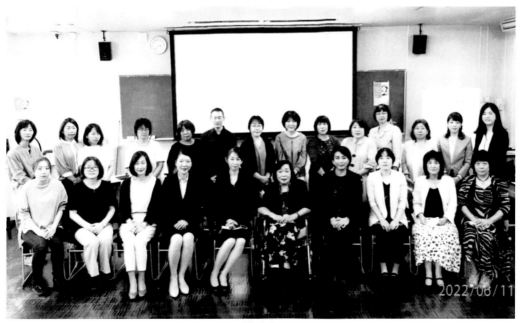

講演会

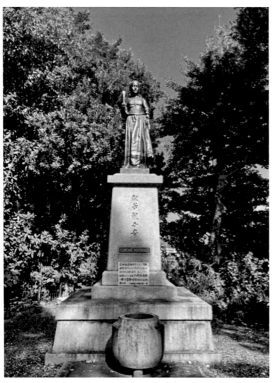

川西市のフローレンス・ナイチンゲール像

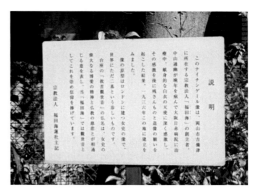

説明文

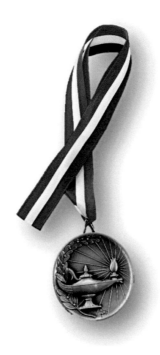

看護国際交流会から奨励賞と共に頂いたメダル（城ヶ端）

目　次

第4部　　ア・ラ・カ・ル・ト

第 1 部

看護実践に生きている
ナイチンゲールの看護思想の再検討

１．看護理論を実践に生かすことの意味を考える

城ケ端　初子

はじめに

　私達は、日常生活の中で、特に意識することなくさまざまなことを考え、それを行動に移して生活している。この考えがどのような内容であるかによって、行動に移さなかったり、移せなかったりする。考えが浅かったり、意味をなさない場合に「考えが浅い」とか「下手な考え休むに似たり」などと軽んじられて評価されることにも繋がりかねない。

　かつて17世紀のフランスの学者、パスカルの「パンセ」には "人は１本の考える葦である" と述べられている。人間は自然の中では最も弱い一本の葦のようなものであるが、それは考えるという能力を有する存在であるという意味である。つまり思考するという人間存在の偉大さを言っているもので、「考える葦」も考えが浅はかであれば「風にそよぐ葦」になり権力者のいいなりにあって動きまわれる人のたとえに用いられる言葉である。

　私がここで述べたいことは、こうした考えるといった能力を持つ人間が考える領域で、とどまることなく考えを行動に繋げる重要性のことである。

１）「考えること」と「行動すること」

　「考えること」を辞書で引くと「知識や経験などに基づいて筋道を立てて頭を働かせる」こととある（デジタル大辞泉）。

　そして「考える」と「思う」ことについては、ともに精神的な活動を表す言葉であるが「考える」は知的に分析することであり、「思う」は情緒的、感情的な心の働き、瞬間的な判断などを示すのに用いられる」とある（デジタル大辞泉）。

　こうして見ると、「考える」は、筋道を立てて考えるという知的に分析することを示している。「思う」とは漠然と希望しているだけといった感じになる。また「行動すること」は「あることを目的として、実際に何かをすること、行い、具体的なことを起こすことである（デジタル大辞泉）。

　考える葦でみたように、人間は物事を考えて行動に移すことは、知的に道筋を立てて考えたことを、その目的にあわせて行動するといった過程をたどるということになるように思われる。そこにはそのように考えた根拠や筋道があり、そこでまとまったものが行動につながるといった関係にある。根拠や理由、あるいは知識等が源になり、行動を起こすといった理論と実践の関係でも現われている。

2）看護理論と看護実践の関係

　「理論」は「実践」を支える大切なものであるが、看護実践の場で、看護職から難しいと敬遠されることがある、との声を聞く。しかし、日頃私達が、何気なく行っている行動も実は根拠があり、理論や理屈や道理に適っていることに気づかされる。特に看護場面では看護職は専門職であるので、どのような患者（対象論）に、何のために（目的論）、何をいかに実践するか（方法論）が問われるのである。ただ何となく実践したということは許されない訳である。例えば、食事介助の場合でも、誰でも患者に食事を食べさせることはできるが、患者の状態に合わせて適切な方法で行えるのは看護職であるからできるということになる。何故ならば、そこに患者の今の状態を適切に捉え（対象論）、食事を介助して与える目的（目的論）、を基盤にした適切な方法で（方法論）で行い。その行動が看護になっていたか否かを評価しなければならない。この点が一般の方々と異なる専門職としての看護職の行動であるからである。このようにみると、看護実践の中には、対象論・目的論・方法論が含まれていることが大切なことになる。そして、これを支えているのが「理論」「看護理論」なのである。こうした意味で「理論」と「実践」は切り離して考えることはできないのである。従って、看護理論は難しいので敬遠するが実践は、きちんと出来ている等という論理は成りたたないのである。「理論」と「実践」は表裏一体なもので、どちらか一方が、どんなによく出来ていたとしても、片手落ちでその行動は既に看護になり得ないと言えるのである。

　以上のように見てくると、看護職者の考え（看護理論・看護観）によって実践される看護の質は決定されるといえそうである。また、「看護は実践の科学である」といわれるように、いかなる看護理論も、実践されて初めて "看護" になり得る特徴をもっている。さらに看護理論は、臨床で看護職者が実践した看護を評価する基準にもなるので、自己の行動の評価も可能となるのである。最後に自己の看護の追求は、学問としての看護学の構築につながり、自己の役割が明確になることにつながる。

　このように表裏一体である看護理論と実践ともに看護職には不可欠のものであり、理論のある無しは、提供する看護の質や看護職者のやり甲斐を左右することにもなるのである。

3）看護理論と実践のつながりから理論を実践に生かすことの意味

(1) 看護理論と実践のつながりについて

①　看護理論は看護職その人の考え方（看護理論・看護観）によって決定される

②　外見上、同一に見える看護実践も、構造上異なることもあり得る。

③　看護実践を支えるものは看護理論である。両者は表裏一体のもので不可分の関係にある。

④　看護は実践の科学である。実践されなければ看護になり得ない。

以上のことから看護理論を実践に生かしていくことが重要なことであり、理論は苦手といった発想から脱却して、改めて自己の看護実践を評価していく必要を痛感している。

　理論に裏づけられた実践でなければ、専門職としての看護職の看護とはいえないばかりか看護の質の向上も困難になり、社会的評価も得られないことにつながる恐れもあり得る。今の段階で看護理論に立脚した看護実践が行われるのは、当然のこととして受けとめられ、今こそこうした方向での努力を重ねて理論に支えられた、看護を展開していきたいものと考えている。

２．「看護とアート」を在宅看護論実習で実践する

桶河　華代

はじめに

　厚生労働省（令和元年 10 月 15 日）は、「看護基礎教育検討会報告書」[1)]で新たな方針を示した。2022 年 4 月より新カリキュラムが適用となり、代表的な 4 つの変更点は以下の通りである。①総単位数が 97 単位から 102 単位に充実、② ICT を活用するための基礎的能力やコミュニケーション能力の強化、③臨床判断能力等に必要な基礎的能力の強化のため解剖生理学等の内容を充実、④対象や療養の場の多様化に対応できるように「在宅看護論」を「地域・在宅看護論」に名称変更し内容を充実、である。

　「在宅看護論」は、1997 年から看護教育の中に入り、2009 年から統合科目の位置づけとなっている。2022 年の新カリキュラムでは基礎看護科目の中に入ることになる。このカリキュラムの改変で対象者が、「在宅療養者」から「地域で暮らすあらゆる人」に拡大される。「地域・在宅看護論」は、人々が自立して暮らす事を支援する看護を考える科目となる。地域で療養する人々だけでなく、生活する人々とその家族を看護の対象とするとともに、療養の場の拡大を踏まえ、地域における多様な場での看護実践をめざし「地域・在宅看護論」として単位数を増やして内容を充実する。

１）宝塚大学の新カリキュラム

　筆者が勤務する宝塚大学の理念は、「人間形成の一環として、芸術・科学に関する学問を素地とし、芸術的体験を通じて、情操の陶冶につくすとともに、科学の理解力と豊かな感性・創造性・実践力を育成し、更に将来に対する深い洞察力の涵養により、生活文化の向上と産業社会の発展に貢献し、国際社会に対応し得る人材の育成を図る」としている。大学の特徴として、「看護とアート」という科目があり、芸術に触れる体験を通じて豊かな感性を養い、科学の学習を通じて深い

理解力を養い、この両面から、創造性と実践力によって社会と文化に貢献できる人間の育成を図ることを目指している。新カリキュラムでは、基礎看護学実習を２から３単位に増やす。「在宅看護論」を「地域・在宅看護学」に変更し、地域で暮らす人々を対象に暮らしの場の多様性を踏まえて、看護職としての役割を学ぶ。

２）「看護とアート」を在宅看護論で実践する

　2022年10月から、旧カリキュラムである分野別実習として、在宅看護論実習が始まっている。新カリキュラムでも「地域・在宅看護学実習」としての訪問看護ステーション実習２週間は変わらずに継続する。現在の３年生は、新型コロナウイルスの感染拡大が始まった2020年４月に入学し、現在を迎えている。１年次から講義はオンライン授業を余儀なくされ、学生同士の交流ももてずであった。演習もほとんどできず、実習においても基礎看護学Ⅰ、基礎看護学Ⅱは、オンライン実習、学内実習となっている。後期から始まった分野別実習が、初めての臨地実習という学生も多く、訪問看護ステーションには学生の現状を伝え、より細やかな説明をしてもらうように努めた。

　学生は、挨拶の仕方やカンファレンスに慣れていないこともあり、不安をもちながらも懸命に在宅看護の役割を学んでいる。２週間のうち、２回は同じ療養者を訪問し、その１事例を看護展開している。訪問看護師が実践する看護にオリジナルの計画を加えるというのが、宝塚大学の特徴である。学生が訪問時間内でできることであり、コミュニケーションを通じて脳活性化リハビリテーションをはかる、庭を一緒に観るために歩行を促し、機能訓練を行う等である。そのなかで、印象に残った学生の作品を２つ紹介する。

　１つ目は、90歳台女性のＡ氏である。下肢筋力アップのために学生が作成したパンフレットを次に提示する。パンフレット作製中に、担当看護師と相談し、順番や回数を追記した。実際に学生が指導すると、Ａ氏は涙を流して喜び、積極的にリハビリテーションに取り組んでいたようである。そして、これからも続けていくと言われていたという。

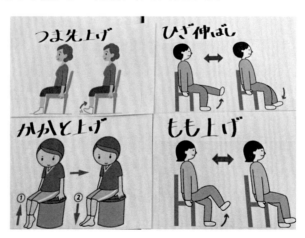

２つ目は、90歳台男性のB氏である。嚥下困難があり、「パタカラ体操」を取り入れる。その際、通常の「パタカラ体操」に加えて、B氏が好きであるという野球とゴルフにちなんだクイズを考えたのが、次に示した。パタカラを発音するための「パルム」、「パター」、「タイム」、「カープ」、「カーブ」、「トラッキー」とした。パルムはB氏がいつも食べている。学生がクイズを行った看護場面では、「タイム」がわからなかったようであるが、B氏はとても喜んで終始笑顔だったという。このように、「看護とアート」を在宅看護論実習で実践している。

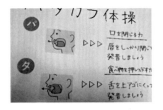 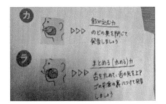 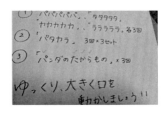

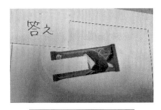

答え：パルム

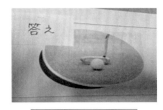

答え：バター

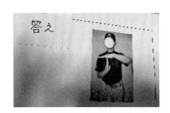

答え：タイム

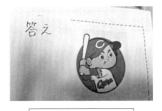

答え：カープ

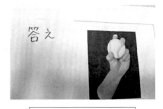

答え：カーブ

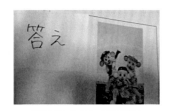

答え：トラッキー

3）看護とは

　では、ナイチンゲールの看護思想からもう一度「看護」と「アート」を考えてみる。ナイチンゲールは、「看護とは、新鮮な空気や陽光、暖かさや清潔さ、静かさを適切に保ち、食事を適切に選び管理する―すなわち、患者の生命力の消耗を最小にするようにして、これらすべてを適切に行うことである」[2] という。研究会でも何度もでてくるのがこのフレーズである。「看護覚え書」の序章には、「art of nursing」が登場し、「看護の技術」と訳されている。「看護の技術」には、「看護がなし得ることとして私が捉えている諸々のことを実現するために不可欠な、上述（衛生上のまた建築上、管理上の整備）のような自体も含まれるべきだと考える」[3] とある。

　また、ナイチンゲールの著書『看護師の訓練と病人の看護』には、「看護とは、患者が生きるよう援助することであり、《訓練》とは、患者が生きるように援助することを看護師に教えることにほかならない。看護はひとつの芸術[an art]であり、それは実際的かつ科学的な、系統だった訓練を必要とする芸術である」[4]と述べている。つまりは、ナイチンゲールがいう「art」は、技術だけにとどまることのない、衛生上の管理も含めたもの、看護そのものを述べているのである。

　そこで、在宅看護論実習での「看護とアート」の実践から、看護とアートの関係を考えてみた。療養者に行う看護のなかで、その療養者にカスタマイズした看護計画、看護実践がアートではないかと思われる。「カスタマイズ」の意味は「既存のものを好みや必要に応じで作り替えること」である。日本語では「注文制」「特別製」「特注」が類語にあたる。既存のものを自分の手で作り変える場合だけではなく、業者に注文して自分好みのものに作り変えてもらうことも「カスタマイズ」という。療養者A氏やB氏に、学生がカスタマイズした看護実践が、ナイチンゲールがいう「art of nursing」であると私なりに解釈している。看護は、個別性を考えることがとても重要なことである。そのため、医療安全を重要視する病院の看護には限界がある。2022年新カリキュラムでは、「地域・在宅看護論」は統合分野から基礎教育になかに入ったのである。

　ナイチンゲールは、「看護覚え書」のなかで、第1章に「換気と保温」、第2章に「住居の衛生」、第3章に「小管理」を述べている。「小管理」とは、「あなた方がその場にいるときにしていることを、不在の際にも行われるように計らう術を心得ていない場合のことを指します」[5]という。そして、「病人の世話の責任者に管理の仕方を書物で教えるのは不可能で、それは看護の仕方を書物で教えるのが不可能なのと同じです。状況はそれぞれのケースで異なるに違いないからです。ただ、その人自身に考えさせることはできます」[6]とも述べている。学生の行った看護実践は、療養者A氏、B氏に考えさせることも含まれており、看護として素晴らしいものである。

　今後、新カリキュラムにおいて、「地域・在宅看護論」となるが、訪問看護ステーション実習は継続する。そのため、学生とともに訪問看護師の指導を受けながら、カスタマイズした看護実践が行えるようにしていきたいと思う。そして、「看護とは何か」を振り返りながら、教育していきたいと考える。

文献

1) 厚生労働省：看護基礎教育検討会報告書(令和元年10月15日) https://www.mhlw.go.jp/stf/newpage_07297.html

2) フローレンス・ナイチンゲール　小林章夫他訳　：　対訳　看護覚え書　うぶすな書院　2015　p5

3) 前掲書2) p4-5

4) フローレンス・ナイチンゲール　薄井坦子訳　：　ナイチンゲール著作集　第2巻　病人の看護と健康を守る看護　現代社　1974　p128

5) 前掲書2) p57

6) 前掲書2) p57

３．「看護覚え書」から現代の臨床の「環境」を考える

はじめに

　ナイチンゲールの看護思想として代表的なものは、「看護覚え書」に記された環境論である。ナイチンゲールは、18世紀の産業革命に伴う大気や水質汚染、戦時下での劣悪な環境を眼前にし、病だけでなく環境が人々の生命を脅かしていることに気づいた。そして「看護覚え書」により、家庭（家族）を守る女性たち（現代では男女）に向け、環境を整える重要性を訴えかけた。180年程経った現代のわが国は、公害防止策が徹底され、上下水道は整備されており、当時よりもはるかに快適な環境で暮らしている。臨床でも、医療・看護の発展や機器類やシステムの開発により、患者にとって安心して過ごせる環境だといえる。しかし、ナイチンゲールが私たちに伝えた「看護とは、新鮮な空気や陽光、暖かさや清潔さや静かさを適正に保ち、食事を適切に選び管理する———すなわち、患者にとっての生命力の消耗が最小になるようにして、これらすべてを適切に行うことである」[1] という、意味を理解し、看護の本質をとらえた行動ができているだろうか。

　そこで今回、「看護覚え書」から、「換気と保温、臭気」と「物音」についての教えと、現在の臨床の環境を照らし、ナイチンゲールの看護思想が現代にどのように生きているのか、また実践に生かすとはどのようなことか、今一度考えてみる。

1）ナイチンゲールの看護思想と現代の臨床の環境

(1) 換気と保温、臭気

　ナイチンゲールは、看護における真の第一原則として「患者が呼吸する空気を、患者に寒い思いをさせることなく、外の空気と同じだけ清浄に保つということ」[2] と述べている。またナイチンゲールは、窓を開けることによって患者が寒い思いをしないようにするためには、「窓は上部を開けるべきで、（中略）冬季であれば、中程度の大きさの寝室に２人なら、１インチか２インチ開ければ十分です」[3] と具体的な説明を加えてくれている。外気が患者にあたることは、皮膚を刺激し、身体の生理機能を活発にして、新陳代謝を高めるなどの働きをする。しかし、直接患者にあたる強い風は、皮膚を直接にしかも強く刺激するだけでなく、体熱を奪い疲労を高めることになり、消耗が増す[4]。当時のナイチンゲール病棟（写真参照）の窓の設置場所は、これまでの当研究会での城ヶ端先生の解説にあったように、天井近くの上部の小窓が開けられるようになっており、直接、患者に風や冷気があたらない構造になっている。

　現代の室内の換気はどうだろうか。ここ数年は、COVID-19の感染対策として積極的に窓を開ける換気を行っている施設が多い。私の知る病院も、定期的に窓を開放することや換気扇、シー

リングファンなどを活用し、空気の停滞を防いでいる。コロナ禍以前の窓の開け方はどうだろうか。私の臨床時代の経験を思い返すと、早朝の新鮮な空気を取り入れるときと、シーツ交換や排泄介助のときだけ、腰高〜天井までの大きな一枚の横開きの窓を大きく開け放ち、一気に病室内の換気をしていた。それも、他の病室の患者が寒いだろうからと、廊下側のドアを閉めながら窓を開けていることもあった。コロナ禍によって感染対策が見直された今、さまざまな検証が行われている[5]。そして、効果的な換気とは、一方向ではなく二方向の窓を開けることで、短時間で室内の空気が入れ替わり、一方向だったとしても、扇風機やサーキュレーターを使用することにより、汚染された空気は一気に外へ出ることも分かっている。そのときの私が必要だったのは、ナイチンゲールのすすめる「上部の窓」が無く、患者の側の大きい窓しかないから仕方がない、とただあきらめるのではなく、病室の気流をイメージし、2か所の窓を少し開け（1〜2インチ＝2.5〜5cm程度）、必要時はパーテーションなどで患者に外気を当てないようにすることもできたのではないだろうか。

　またこれは余談かもしれないが、現在、勤務している大学の教室においては、ありがたいことに（廊下側ではあるが）上部の窓が開く構造になっており、常に開放され新鮮な外気が取り入れられている。しかし窓を開ける分量は調節できないため、冬季は外気からの冷気と、エアコンの暖気が混在し、激しい温度の変化に学生をさらしてしまっている状況である。患者ではないが、学生の健康を考え、換気対策についての見直しが必要と考える。

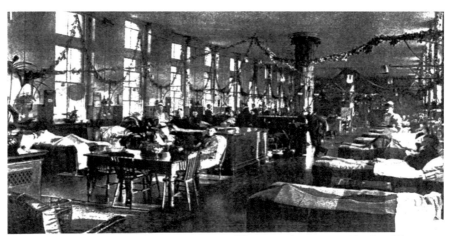

図7 │ 1970年代までオリジナルな形態を残していたセント・トーマス病院（St.Thomas' Hospital）のナイチンゲール病棟
("Florence Nightingale ward, St. Thomas' Hospital, Iconographic Collections, CC BY 4.0)

出典：長澤泰ほか，ナイチンゲールの越境 1・建築　ナイチンゲール病棟はなぜ日本で流行らなかったのか，日本看護協会出版会，2020

　窓が自由に開かない構造となっている病院は、空気調和設備（以下、空調システムと称す）が整えられていると聞く。空調システムとは、建築物衛生法において、「エア・フィルター、電気集じん機等を用いて外から取り入れた空気等を浄化し、その温度、湿度及び流量を調節して供給（排出を含む）することができる機器及び附属設備の総体、すなわち、浄化、温度、湿度、流量の調

節の4つの機能を備えた設備のこと」[6] と規定されている。空調システムを設置した場合、厚生労働大臣が定める「空気調和設備等の維持管理及び清掃等に係る技術上の基準」[7] に従い、粉塵や一酸化炭素・二酸化炭素濃度や、温湿度、気流などに関しての基準値を満たす必要がある。つまり、空調システムが設置されている場合、病院内の空気の清浄化を管理・維持して行くことが重要である。空調システムや機器類の内部が汚れていると、反対に病院内の空気を汚し、患者への回復過程を妨げてしまうことになる。

　私は臨床で勤務していたときに、この空調システムが導入されている病棟に勤務したことがあった。私は、「温度も湿度も調整されてきれいな空気が流れるとは、すごいシステムだ」と喜んだが、清掃や管理が不十分だったときの患者への影響について考えてはいなかった。看護師は、24時間病棟に在中している。設備担当者や業者にだけに任せず、その観察力で空調の吹き出し口の汚れやカビはないか、気流や臭いはどうかを確認し、また数値データから病院の空気の清浄の度合いを把握することが必要であったと考える。

　臭気については、ナイチンゲールはとくに排泄物からの臭気は非常に悪影響であると述べている[8]。現在は、病室内で使用した尿器や便器などの排泄物はできる限りすぐに処理され、使用後の紙オムツはビニール袋に密閉するなどの臭気への対策はされている。しかし、トイレや汚物処理室は屎尿臭が染みつき[9]、それが近くの病室内に流れ込んでいることもある。現代の看護師も、病棟内の悪臭に対して、問題を感じており、消臭スプレー[10][11]やコーヒー豆粕[12]などの効果を検証してはいるが、効果的な方法についてはまだまだ改善や検討の余地があると思われ、今後の臭気対策の発展が期待できる。

(2) 物音

　音に関してナイチンゲールは、不必要な音や心に何か予感させる音として主に看護者が不用意に発する音を指摘している[13]。現在の病室は、ゆっくり閉まる(ソフトクローズ機構)引き戸が多く、看護者の出入りのたび発するドアの衝撃音は軽減されている。また看護師の服装は、ジャージ素材を使用された機能的なパンツスタイルが多くなり、当時のペチコートやカクテルドレスなどに比べれば衣擦れの音は出にくいのではないだろうか。そして、靴もゴム底のスニーカーが多く採用されており、コツコツという靴底の音は少ない。しかし一方では、ナイチンゲールの時代には無かった、モニター心電図の心拍数やアラーム音、電子カルテを載せた金属製のワゴンの音、ナースコールの鳴り響く音が出現している。これらは明らかに不必要な音で昼夜問わず発するため、ナイチンゲールが"絶対にしてはいけない"という、患者の寝入りばなを起こしてしまっている[14]ことになる。また、ナイチンゲールは、ひそひそ話など患者の不安を掻き立てる音についても厳しく非難している[15]。病人でなくとも、聞こえるか聞こえないような小声で話されることは、とても気になり不快である。このひそひそ話については、教員になって気がついたが、看護

師同士で行っていることよりも、学生に指導するために、カーテン越しに教員が小声で話すことや、廊下を出てすぐに学生に指導してしまうことが多いと感じている。ナイチンゲールの細やかな気遣いを思い出し、騒音への配慮を忘れないようにしたい。

2）ナイチンゲールの看護思想を看護実践に生かすとは

　大学院の授業で看護理論について学び直した時、私は幾度となく城ケ端先生から、「看護理論を実践に生かし、また実践から看護理論を検証していく。看護専門職として必要不可欠なものである」ということを教えていただいた。看護理論を遥か遠い雲の上の存在と感じていた当時の私は、「看護理論は絶対的に正しいもの」、「理論を使えば解明される」、「理論はそのとおりに考えを寄せなければならない」と思いながら、看護理論と実践をなんとか結びつけようと考えていた。そのため、看護理論で示されているような現象にぴたりと当てはまらないと、この理論は活用できない、という気持ちになった。たとえば、前述したように、ナイチンゲールが上部の窓を開けて外気を入れなさいというと、「ここの窓は上にはない…ダメだ」と考え、「ナイチンゲールの言葉は今の時代には合っていない」とさえ思っていたことがある。また、騒音についても、「患者の命を守るためにはモニターのアラーム音は仕方ないか」とあきらめ、「ああ、また理論を活用できなかった」と罪悪感を抱いたこともある。今考えると、なんとも視野が狭い考え方であった。

　もう一度考える。ナイチンゲールの看護思想は、看護の基となることを示してくれているのである。

　そもそも窓を開けることは何のために行うのか、新鮮な空気を体内に取り入れ、回復を促すためのものでなかったか。では、新鮮な空気を入れるためには、空調システムに頼ればよいのかもしれない。但し、空調システムが適切に動いているのかを把握する必要がある。本当に窓は開かないのだろうか、開くが病棟の管理者しか鍵を持たない規則だけのこともある。それは何故か、窓から外へ出る患者がいたためであるのか、常に管理しなければならないのか、管理者以外は鍵を持つことはできないのか、患者はどのように感じるだろうか、それにより心が落ち込み生命エネルギーが削られているのではないか。また、外気に触れることに対して、散歩に出られる場所はあるのだろうか。車が多いからと、外に出ることも禁止されているのではないだろうか。そして、モニターは必要なのだろうか、音の大きさは小さくできないのだろうか、アラームが携帯しているナースコールと連動しているのだろうか、アラームが鳴る数値の範囲は適正なのか、アラームが鳴りっぱなしはなかったのだろうか…。

　私たちは、看護専門職者として、科学的根拠と推論をもとに考え、観察力をもち、全身全霊で看護を行っている。理論だからといってかしこまらず、難しそうと敬遠せず、看護学生時代から築き上げた、患者を看て支えることを基本とし、看護理論を基に多方面から考え続けることが、看護実践に生きる理論ではないかと考える。

おわりに

　この数年、COVID-19 の感染拡大により、外気を取り入れる換気は世界的に注目されている。私は、毎日頻繁にニュースに流れる感染者数や死亡数に恐れおののき、スーパーコンピューターが検出した飛沫や空気の停滞などの画像データを目の当たりにすることで、ようやく換気の重要性を実感した。それを思うと、ナイチンゲールは、空気の流れを目でみることはできなかった時代にも関わらず、わずか2年半の看護師経験と独自のデータや思想により、換気の重要性を導き出し死亡率激減という結果を残してきた。あらためて一看護師として尊敬の念を禁じ得ない。同じ職業に就いた一人として誇りを持ち、ナイチンゲールが残したその文章から伝わる烈々たる想いを、後進たちに伝え続けていきたい。

文献

1）　フローレンス・ナイチンゲール　小林章夫他訳　：　対訳　看護覚え書　うぶすな書院　2015　p5

2）　前掲書1) p11

3）　前掲書1) p17

4）　城ヶ端初子他：基礎看護技術論Ⅰ 国際医療福祉大学 さいろ社 1997 p12

5）　NHKホームページ：特設新型コロナウイルス "可視化" でまるわかり！新型コロナ対策の新常識より効果的な換気とは

　　　https://www3.nhk.or.jp/news/special/coronavirus/sp

6）　厚労省ームページ：建築物環境衛生管理基準について2空気環境の調整

　　　https://www.mhlw.go.jp/bunya/kenkou/seikatsu-eisei10/

7）　厚労省ホームページ：空気調和設備等の維持管理及び清掃等に係る技術上の基準

　　　https://www.mhlw.go.jp/bunya/kenkou/seikatsu-eisei10/01.html

8）　前掲書1) p29

9）　佐藤公美子他：病院環境における臭気に対する看護職者の主観的評価と対策に関する調査―北海道の3医療施設を対象として― 札幌保健科学雑誌4 2015 p25・32

10）　平川仁尚他　：　高齢者介護施設で柿の葉茶の消臭効果を活用する取り組み　ホスピスケアと在宅ケア18(1)　2010　p53-55

11）　前掲書10）

12）　藤田奈穂他　：　コーヒー豆粕を用いた排尿処理時の消臭効果　日本看護学会論文集　看護総合42　2012　p10-12

13）　前掲書1) p7 3

14）　前掲書1) p7 3

15）　前掲書1) p75

４．コロナ禍における教育現場から「小管理」を考える

後藤　直樹

はじめに

　2020年に入り新型コロナウイルスの発生に伴い、世界は大きく変化した。未だに終息の兆しは見えず、コロナと共に生活するといったスタイルに変化しつつある。コロナ禍において私たちの暮らしは大きく変わり、生活スタイルや生活環境、働き方、教育など、様々な事に大きな影響を与えている。新型コロナウイルスの感染が拡大する状況の中、ナイチンゲールの看護思想が再び注目されている。「ナイチンゲール看護研究会・滋賀」においても、新型コロナウイルスとナイチンゲールの看護思想について考えてきた。

　私は現在、大学教員として看護基礎教育に携わっている。看護教育を行い、学生と関わる中で、ナイチンゲールの看護思想について考える機会が多くなった。そして、「ナイチンゲール看護研究会・滋賀」の例会を通して、看護師としての経験や、看護管理者としての経験を振り返り、看護の役割、看護とは何かといったことを考える機会が多くなった。現在も続くコロナ禍において、様々な管理の重要性を感じている。

　ナイチンゲールは、「あなたがそこにいるときに自分がすることを、あなたがそこにいないときにも行われるよう管理する方法を知らなければ、その結果は、すべてが台無しになったり、まるで逆効果になったりしてしまうであろう」[1]と述べている。看護師は、感染拡大防止のための管理や、看護の対象者に対して、その人らしく生きることを支える看護師を育成するといった様々な目的をもった管理があると考える。さらに、管理の中でも、看護管理者が管理を行っているのは勿論であるが、新人看護師をはじめ看護師はそれぞれの立場で管理を行っている。私が、臨床を離れ、大学教員として実習で関わる看護師や看護管理者の姿、学生とのかかわり、自己の振り返りを通して、看護師としての小管理、教育者としての小管理、看護学生としての小管理があると考える。そこで、この３つの側面からナイチンゲールの看護思想について検討していきたい。

１）看護師としての小管理

　看護師としての小管理は、患者が適切な看護を受けられるようにするための管理、患者の生命力の消耗を最小にするための管理、自分がしている看護を自分がいない時でも行えるようにするための看護管理者としての管理などがあると考える。そのため、看護管理者のみが看護管理を行っているのではなく、看護師一人ひとりがそれぞれの立場からの管理を行っているのではないだろうか。そこで、看護師のそれぞれの管理も含め、看護師としての小管理について考えていきたい。

(1) 患者が適切な看護を受けられるようにするための管理

　看護師は、それぞれ患者が適切な看護を受けられるように管理している。その一つとして看護計画があげられる。看護師は患者を観察し、患者の回復過程を促進するために必要な援助を計画している。患者一人ひとり看護問題は異なり、患者の状態のアセスメントを行い、看護計画を立案し、患者がいつでも同じ看護が受けられるように管理している。また、患者の回復を目指し、患者に教育を行っている。このような管理を行っているのではないか。

(2) 患者の生命力の消耗を最小にするための管理

　日々、患者との関わりの中で、観察を行うことや、患者の療養環境を整え、危険を予防している。コロナ禍において特に、感染予防の管理は、看護師自身や患者、家族において敏感になっている。ナイチンゲールは、「看護とは、新鮮な空気、陽光、暖かさ、清潔さなどを適切に整え、これらを活かして用いること、また、食事内容を適切に選択し適切に与えること―こういったことのすべてを、患者の生命力の消耗を最小にするように整えること」[2]と述べている。看護師は、このような管理を日々行っているのではないか。現在では、新鮮な空気や清潔さは特に注意し、感染管理認定看護師や看護管理者をはじめ、病室を担当する看護師が管理している。

(3) 看護管理者としての管理

　看護管理者は、自分が行っている看護が自分のいない時にも同じように行えることや、自部署が機能するように管理を行っている。それは、人材であったり、環境であったり、物品の管理であったりと数多くの管理である。また、確固とした自身の看護観をもち、スタッフに教育を行っている。

　以上のことから、看護師は、それぞれの立場の管理があり、自然に管理の視点をもち看護しているのではないかと考える。

２）教育者としての小管理

　次に、教育者としての小管理について考える。私が基礎教育に携わり考えることは、教員は学生が看護師になるための教育の中で、看護について教えることで看護師になるための学生を管理しているということである。それは、ナイチンゲールの看護思想に共通するのではないかということである。教育者としての小管理には、学生が看護師になるために、適切な教育を受けられるようにするための教育環境を整える管理、学生が看護の対象に対して、その人らしく生きることを支えるようにするための看護が行えるように看護観の育成を促す管理があると考える。この２つの管理について考えていく。

(1) 教育者として学生の教育環境を整える管理

　現在、コロナ禍により学生の学習環境は大きく変化した。授業は、対面、リモート、オンデマンドと多様化している。看護学実習においては、1病棟における学生数の制限、患者との対面時間の制限、実習日数の制限など制限が多くかかるようになった。このような状況から看護基礎教育の中で、学生が看護師になるための知識や技術、態度をどのように身に着けていくか計画を立て、管理することが教員の役割であると考える。

　看護教育の中で、私が学生に身に着けてほしいと思うことは「観察力」である。正確な観察が行え、患者の病状の把握ができなければ患者に必要な看護は行えないと考える。ナイチンゲールは、「患者の病状の良し悪しについて価値のある見解をもちうるひと」[3] が必要であり、「看護師に課す授業のなかで、最も重要でまた実際の役に立つものは、何を観察するか、どのように観察するか、どのような症状が病状の改善を示し、どのような症状が悪化を示すのか、どれが重要でどれが重要でないのか、どれが看護上の不注意の証拠であるか、それはどんな種類の不注意による症状であるか、を教えること」[4] が重要だと述べている。さらに、「病院覚え書き」の中で、感染の伝播を予防するためには、「注意深い観察を行う看護師の経験を積んだ目」[5] が必要だと述べている。観察力は看護師に求められる能力であり、授業や実習の中で、事例の提示や、実習では一緒に患者の元へ行きモデルを示すなど、学生が観察の視点が広がるよう促していきたいと考える。

(2) 看護観の育成を促す管理

　看護観の育成は、看護師のとても大事なことだと考える。また、様々な経験から自己の看護観が形成されていくと考える。そこで、看護基礎教育の中で、学生が様々な経験をし、どのような看護を行いたいかといったことを学生と一緒に考えていきたい。私は、看護となる対象の思いや気持ちが考えられ、その人が必要としている看護が自ら行えるような看護師を育成したいと考えている。そのためには、看護となる人の思いや気持ちを考えられる能力が必要である。

　以前、対人とのかかわりの中で残念に思った経験があった。私は冬の時期になると手荒れがひどく、手のひび割れで出血することがある。その日は、書類の確認でチェックをしており、その際、指から出血してしまった。それを見た看護師は、私に「ハンドクリーム塗っていますか」と声をかけた。その声掛に対して、非常に疑問が生じた。「ちゃんとケアしているのか」と怒られているように感じた。私だったら、「この時期、辛いですね」とその人の痛みを共感する声掛けをし、「無理しないように」などののねぎらいの声掛けを行い、ハンドクリームを渡すなどの援助につなげていく。いきなり、「ハンドクリーム塗っていますか」と言われたらどのように相手は感じるだろうか。それぞれの受け止め方はあるとは思うが、その後の人間関係にも関係していくと考える。そのため、相手のことを考えた声掛けのできる看護師を育成したいと考える。

以上のことから、教育者は学生が看護師となり適切な看護を提供できるようにするために、教育や看護観を育成するなどの管理を行っていると考える。

3）看護学生としての小管理

　私が、看護学生とかかわる中で、感じることは、看護学生も小管理を行っているということである。その管理とは、受け持ち患者の管理である。臨地実習で患者を受け持ち、情報収集をし、アセスメントを行い、看護計画を立案し、実施・評価する。その看護過程の中で、学生が非常に悩むところは、看護計画の立案である。よく目にするのは、患者の個別性のない一般的な計画である。今まで苦労して行ったアセスメントはどこへいってしまったのかといった内容が見受けられる。その際、学生に「自分がいなくても、ほかの人に任せても同じようなことが患者に行えるように、ここ（看護計画）に記載しておくことが大事」と説明する。これも、ひとつの管理だと考える。そのようなかかわりを通して、学生も受け持ち患者の管理を行っており、看護師になるために管理の視点を学んでいると考える。

おわりに

　新型コロナウイルス感染症の終息がみえないこの時代においても、ナイチンゲールの看護思想は通じており、小管理においても活かすことのできる内容であった。私たちは、看護について常に振り返ることが必要である。現在も続く新型コロナウイルス感染症により、私たちの暮らし方は大きく変化したが、変化してはいけないものは何かを考える必要がある。「看護覚え書」にあるように、何が看護で、何が看護でないのか常に考え行動していく必要があるのではないか。そのようなことを考えながら、学内や実習の学びを重ね臨床で看護とは何か考えながら学生にかかわっていきたい。ナイチンゲールの著書は、開くたびに新たなことを教えてくれたり、考えさせてくれたりする。私は、今後も「ナイチンゲール看護研究会・滋賀」を通して、ナイチンゲールの看護思想について学び続けていきたい。

文献

1）フローレンス・ナイチンゲール　薄井坦子他訳：看護覚え書　改訳第6版　現代社　2000　p64

2）前掲書1）　p15

3）前掲書1）　p178

4）前掲書1）　p178

5）フローレンス・ナイチンゲール　小玉香津子訳　：　病院覚え書き　第3版　日本看護協会出版会　2022　p9

5．実習を通して学生とナイチンゲールの看護思想を再検討する

はじめに

　大学院在籍の頃から「ナイチンゲール研究会・滋賀」に参加しているが、その中で毎回ナイチンゲールの理論から自分自身の看護実践と照らし合わせ、私自身の看護観について再認識をしている。臨床では救命救急センターで勤務しており、特に災害看護についてはナイチンゲールが伝えている環境や換気、感染などすべてにおいて当てはまり感銘を受けた。また、2年前より大学教員として学生に臨床経験を活かして看護を伝えている。看護師としての看護実践から再びナイチンゲールの理論に戻ると、患者のために必要な看護が見えてくることが多かった。現在、看護基礎教育という大学での実習指導の中で、特にナイチンゲール思想から再検討したことについて述べていきたい。

1）実習の中での環境とは

　新カリキュラムとなり、1年生の6月というまだ看護技術はほとんど習得していない時期から病院で「看護導入実習」という形での実習指導を行った。看護導入実習の目的は、病院の概要を習得すること、病院の環境を習得すること、コミュニケーションを取ることを実践することである。1年生は環境というところで、騒音計と照度計を持参し、それぞれどの場所がどのような環境であるのか測定していた。学生は、実際に病室で測定したり、また患者のベッドサイドに初めて行って測定したりすることで、「窓側と廊下側ではこんなに違ってくるのか」「この音が続くと患者さんは寝られないかもしれない」などと現状を目に当たりにしていた。確かに、急性期病院では、看護師が引くカートの音や、ナースコールが響き渡っている。この現状に私自身は慣れてしまっているのかと感じ、改めてナイチンゲールが言っていたことを思い出しながら実習指導をしていた。患者にとって不必要な音や何か予感を抱かせるような音はすべて騒音であり、患者に危害を与えると断言されている[1]ように、看護師が行っている何気ない音が患者にとって不安を増強させ、ゆっくりと療養できない環境を作ってしまっているのではないかと考える。こうした実習から私は、患者が感じている騒音について、療養するための環境と今一度しっかり向き合い、学生と共に考える良い機会になった。また、照度はどのくらいの陽光が取り入れられるとよいのかを確認することができた。ナイチンゲールは環境の要素として、「清浄な空気、清浄な水、効果的な排水、清潔、陽光が必要である」[2]と述べている。また、「陽光は新鮮な空気に次いで病人が求めるもので、この陽光をおいてほかにはないということである」[3]と述べている。病室の窓から光が差し込むと、外の感覚を少しでも味わうことができる。特に陽光は空気を浄化する作用もあるということ[4]であり、患者の療養環境を整える必須条件であるといえる。さらに、患者の日

中の体内リズムを整えるという目的にも、陽光が入る病室は良い環境となっている。患者にとって必要な環境は何かを学生が理解できることが今後の実習に影響する内容である。領域別実習であっても、まずは患者の環境という視点は忘れてはならないということを学生に伝えていく必要がある。

2）成人看護学実習

3年生の領域別実習では成人看護学実習は急性期、慢性期にわかれて実習を行う。3週間という長期間の実習であり、受け持ち患者のアセスメントから看護計画の立案、実施、評価を行っていく。学生は、毎日のケアの計画立案に追われ、視点が狭くなり患者全体を看ることができなくなってしまうこともある。

ある学生が受け持ち患者を訪室すると、患者のオーバーテーブルの上には空のペットボトルが並べられており、床には物が多く危ない現状であった。コロナ禍で面会制限があるため、家族は頻回に面会に来ることができない。そのため、家族が持ってきたペットボトルを患者が何本飲用しているのかわからない状況である。また、物をすぐに持って来られないために、多くの物を患者が病院に置いているのではないかと予測された。受け持ちの学生は毎日環境整備を行うことでそれに気づき、毎日ごみを捨て、周囲を患者と相談しながら片付けた。患者は転倒の危険性があることで患者が危なくないように物の配置を行った。私も学生の相談を受けながら、患者と一緒に周囲の環境を整えていった。すると、患者のオーバーテーブルの上から服用できていない薬を発見した。朝食後の薬を飲み忘れた様子であった。このように学生が環境整備を毎日行うことがきっかけで内服を忘れることがある、ということがわかり、患者の服薬管理についても今後、考えていくきっかけとなった。このことから看護師が行う環境整備の重要性をあらためて痛感し、看護師が環境整備を通じて、患者を身体的、精神的、社会的側面を捉えて理解することができると考えた。さらに、環境整備がきっかけとなり、患者の観察を行うことができ、新たに看護問題を捉えることができた。こうしてみると、環境整備はカルテ上では見えてこない患者像が浮き彫りになることもある。環境整備は患者の生活の場としても大切であり、患者の療養環境を整えることで看護に繋げることができ、まさに看護の基本的なところであると感じた。

また、ナイチンゲールが病人の観察の章で看護師の観察についての重要性を述べている。「観察は、雑多な情報や珍しい事実をよせ集めるためにするものではなく、生命を守り健康と安楽とを増進させるためにこそ、重要である」[5]と述べている。学生もよく、「観察をする」と伝えてくるが、観察をした後、患者にどのような看護が必要であり、どのように提供できるのか考えながら目的を持って観察できるように指導していく必要がある。このように実習することで、患者は今、どのような点滴が投与され、どのような食事を摂取し、安静度はどの程度なのか等、患者のベッドサイドで観察することで、患者の状況が理解できるようになるであろう。さらに学生には、現在

の患者の状況観察からアセスメントを行い、病気とともに生きる患者に対し退院後の生活に向け、先を見据えた看護を考えられるよう指導していきたい。観察力を養うことは、看護師にとって重要であり、臨床判断能力に繋がると考えるからである。看護基礎教育の中で、観察力の大切さを教え、看護師になってから専門職としてしっかり観察し判断する力に繋げていきたいと考えている。

3）まとめ

ナイチンゲールの看護思想について実習場面を通して、あらためて看護として大切なことや、指導方法について再検討することができた。看護師の専門職としての在り方を、看護基礎教育からしっかり伝えていくことが重要である。ナイチンゲールが看護の基本として伝えている理論を実習で看護実践に繋げ学生と共に看護について再認識し、看護の意味付けをすることが大切であると考えている。

文献

1）　城ヶ端初子：ナイチンゲール讃歌 サイオ出版 2015 p74

2）　フローレンス・ナイチンゲール 薄井坦子他訳：看護覚え書-看護であること看護でないこと- 改訳第7版 現代社 2016 p43

3）　前掲書2) p145

4）　前掲書1) p91

5）　前掲書2) p210

6）　前掲書1) p107

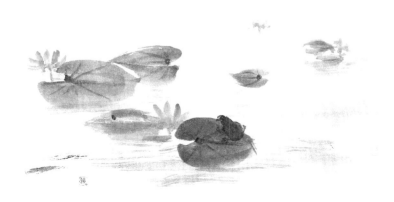

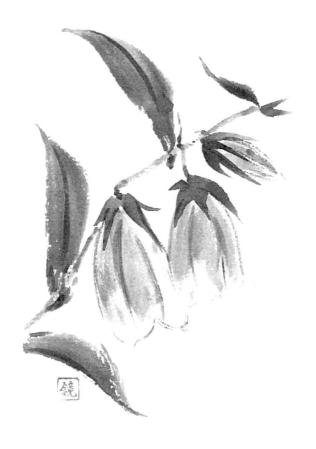

第 2 部

研究例会における学び

第1章　病人の看護と健康を守る看護（1）<small>（第38回例会活動内容）</small>

1．研修内容

城ヶ端　初子

はじめに

　この論文はシカゴ博覧会に寄せられたメッセージだと言われている。

　1893年に出されたものであるが、この時ナイチンゲールは73歳を越えており、新しい考えを打ち出しているといえる。

　今回は、ナイチンゲールの述べる健康な人と病人の看護について学びたい。

1）病人を看護とすることと同様に、

####　　　　　あるいはそれ以上に健康な人への看護をすることが大切である。

・最近40年で新しい芸術、新しい科学（Science）が想像され新しい専門職業（天職 calling）が生まれてきた。

・芸術は、病人を看護する芸術である。（病気ではなく、病人の看護である）

・病気とは何か？病気・病人の看護、必要な訓練とは？

・良い看護師訓練、手技の備える条件とは　どのようなものか？

・病院の持つ危険を考える（病院は病人に害を与えてはならない）

2）健康の看護とはどのようなものか？

・"人間ひとりひとりが自分の健康を培う技術（Art）を身につけること、そのような物の見方を養うために働きかけること、それこそが健康の看護である"

・健康のための看護は、健康のための芸術と健康の増進のための芸術を必要とする。これは既に発見されてきており、それに応じる組織がつくられ、必要な印刷物の準備もされているものの家庭での健康に関することを行う看護師はいない現状である。ではどうすればいいのか？

3）看護のなかになる危険の目覚めを！

4）看護師に要求されること

看護師は自分の仕事に三重の関心を持たなければならない。

①　病気事例に対する理性的な関心

②　病人に対する強い関心

③　病人の世話と治療についての技術的（実践的）な関心

5）これからの看護師に期待すること

6）地域看護、地域看護師の育成へのつながり（方向性）

おわりに

2．研究会における検討・学び・気づき

・先生が、病人ということを言われていた。先日ＦＤ委員会で秋本典子先生の話　「看護のアイデンティティ」という本を書かれているがその中に、看護のアイデンティティ調整をめざす看護学教育のあり方を聞いた。「明日胸腔ドレーンを抜けますか？」と医者に聞いたら、「抜いてシャワーを浴びた方がさっぱりして気持良くなるだろう」と言われた。看護のこと、自然治癒力のことが分かっている医者だと思った。

・ナイチンゲールがいう芸術、ここでは技術であるが、技術習得のトレーニングを重要視している。イギリスと日本での看護師という資格について、もう一度考える機会を得た。日本は、看護師国家試験に受かると永久のライセンスで、更新もない。しかし、イギリスでは、看護師としてトレーニングを受けないと、採血や注射ができないばかりか、トレーニングを受けた助手は採血ができる。トレーニングを大切にしたナイチンゲールの痕跡がここにあると思う。

・宝塚大学看護学部には、「看護と芸術」という科目があり、なんとなくであるが、看護の感性、センスというものを実践で発揮しているのではないかと実感する。知識も必要だが、芸術的なアイデアも看護教育には必要である。現在、コロナ禍で実習に行けない状況が続いており、実践に近い状態の教育が必要である。

・コロナ禍で、学生は臨地実習に出られないこともあるが、出られなければ、学生は学べるスキルに違いがあると思われる。

・「病人の看護と健康を守る看護」を読んで、「在宅看護論」が「地域・在宅看護論」に 2022 年から新カリキュラムになる。これはまさにナイチンゲールが言っていたことが「地域・在宅看護論」のことで、患者や療養する人だけではなく、あらゆる人々、つまり生活している人々に変わるので、この論文自体が、「地域在宅看護論」になるのではないかと思う。

・トレーニングという話が出た時、自分のことを振りかえった。助産師の資格を持っていても、現場に出たらペーパードライバーのようになって手も足も出ないのではないか？トレーニングは大事だ。

・試験を受けるということ、もう明日には看護師国家試験を学生たちが受ける。３年間あるいは４年間の学生の頑張りをみていると全員に免許をあげたいと思う気持ちはある。しかし、日本の社会は資格が前面に出てくるので、それに耐えられるような教育をしなければならない。資格試験は最低限のラインで、その上に専門職であるナース、優れたナースを培うための学校ではないか。

・今の若者の看護を選ぶ理由として、自分が看護の仕事をやりたい人もいるが、親に言われてやってくる人もいる。資格が取れるから、生きて行くことができるという選択肢が出てきている。

・今の学生が基礎実習で、看護に関心をもつために教員がどうかかわっていけばよいのか。基礎実習の目標はしっかりあるが、「影の目標」と呼んでいる目標がある。例えば、師長さんが患者に関わるのを見て、「あんなに何人もの患者を看ているのに、すべて把握しているのを凄いなと思う学生」や「患者さんの話を聞きながら、足浴をしている看護師の姿をみて、とてもできそうにないという学生」がいる。看護というのは気持ちを聞きながら、ケアすることが大事なんだと実感できるとよい。特に基礎実習では、細やかなことに感動したり、憧れたり、短い期間の中で、一回でよいから体験できたらよいのかなと思う。

・コロナ禍で通常より短い期間になるので、基礎実習Ⅰ・Ⅱで何を伝えたらよいのだろうと、考えている。基礎実習Ⅱでは、看護過程を習得させて、各論実習につなげなければという使命感もある中で、「影の目標」を忘れずにしたいと思う。自分の看護師の理想像があり、あの時のベッドサイドのケアは素晴らしいと思う学生は良い気付きである。反面、医師に言い返している看護師をテキパキしていて、知識も凄いという学生には残念に思っていたが、そういうことも基礎実習では良いということを認識できた。

・看護師の理想像を見せたいと強く思ってしまって、あの看護師の良い気づきどう思う？とか、あの時のベッドサイドのことすばらしかったでしょうなど、自分から言ってしまうが、看護師をめざす学生は、ネガティブでなければ純粋に看護師を見て感じたことを言っていいのだと考えるようになった。

・看護師とは何を指しているのかの質問に、私自身病人であるとしか、イメージがなかったように思う。地域在宅という部分はとても大事だが、病院に入院しているので、そこを抜きにして考えてはいけないと気づかされた。

・学校の管理・経営はまだ考えていなかったが、管理という面では、マトロン（看護総監督）まではいかなくても、自分の経験はできるだけ、学生に伝えていきたいと思う。経験を伝えていくということは、看護教員として大事なことだと思った。

・ナイチンゲール生誕 200 年ということで、「病人の看護と健康を守る看護」があることを今日初めて知った。ナイチンゲールのどの文章を読んでもナイチンゲールの精神がぶれていないと思った。予防が大事。これに関しても、ナイチンゲールは最初から思っていたことが分かった。

・環境についても大事。以前、「病院覚え書」の中にそれを学んだ。今は空調がしっかりしているからと、空調の話が出ていたが、そのことはまだ納得できていない。やっぱり、自然な空気が大切で、冷たい風や暖かい風が直接肌にあたる、においを感じる、とかは換気が必要であることを示している。

・ナイチンゲールは教育ということも言っているが、観察力とか経験を積むことが大事。しかも、現場でというところを考えると、実習に行けない現在、どう考えていけばいいのかと考えてしまう。

・今領域実習に行っている。前回の成人の実習で、コロナで行けなくなって学内の実習になった。教科書とか本で学ぶことはできるが、術後の急性期看護の経過が全然わからない。コロナ禍で成人看護学実習（３週間）が、学内実習となった。ペーパーペイシェントで行う看護展開は、講義や書物で教えるものではないというナイチンゲールの主張を裏付けるものであった。さらに患者の生活背景とか、退院後の生活などが全然分からない現状である。次のクールは臨地実習が行えたので、貴重な体験だと感じて、学生には患者さんのところ

に行ってコミュニケーションをとってほしいと今まで以上に思った。

・私が病院の救急で働いていた時のこと、コロナ禍におけるお金の話、吸引したらいくら付くというものがあって、お金に換算するのも疑問でありながらケアをしていた。看護師として不甲斐無い感じがしていたことを思い出した。救急で働く人は天職と考え、コロナの患者に関わり、患者が一番苦しんでおり看護職は使命感を持って働いていると自負している。

3．研究会における学び・感想

1）「Sick Nursing and Health Nursing」の原文を読んで

城ケ端　初子

　私がこの「病人の看護と健康を守る看護」（Sick Nursing and Health Nursing）を初めて目にしたのは45年前、日本看護協会看護研修学校（教員養成課程）で学んでいた頃のことである。「看護学原論」の授業であったと思うが、講師薄井坦子先生が授業でこの文献を開いてのワークに入った。当時はまだ日本看護協会出版会からの翻訳書は出版されてはおらず、原文を使用しての授業であった。グループに分かれて翻訳したものを発表して内容の検討を行い議論する方向で進んでいった。ある日の授業で、いつものようにあるグループが発表していると、薄井先生が突然笑い出され、私達学生は何が起きたのかと薄井先生の方を見た。先生いわく「どうして　そんなに本文と違う翻訳になったの？」と。先生の笑われている意味が分かって、私達は困った。そこにいたクラスメートのほとんどは、英語に弱く、他人事とは思えなかったからである。もちろん私も同様である。

　この時私は思った。英文の文献が読めないと看護の学びに支障をきたすことを痛感したのである。少なくとも英語文献が読めるようになろう。そうすれば、ナイチンゲールの文献を読み、ナイチンゲールの看護思想をもっと理解できる方向にも行くはずである。また、米国の看護文献だって解読し、看護につなげることも出来る。何とかして英語力を身につけたい。こうしたことがきっかけになり、その後英語の勉強をして20年後、米国の大学院に留学し、帰国後岐阜大学で医学博士の学位を習得した。博士論文は英文であった。その過程は、決して楽ではなかったが、英語論文を完成した時は、大きな喜びが私を包みこんだ。「病人の看護と健康を守る看護」を読むたびに、さまざまなことを思いかえされて、暖かい思いになる。私の体験をのべさせて頂いた。

2）看護師に要求されることと看護師に必要なこと

ー助産師教育の歴史から看護教育を考えるー

平野　加代子

　ナイチンゲールは、『病人の看護と健康を守る看護』(1893)において「看護婦に要求されることは、体系的な方法、自己犠牲、慎重な行動、仕事に対する愛着、役割に対する専心（すなわち善なるものへの奉仕）、勇気、兵士のもつ冷静さ、母親のもつやさしさ、自身過剰のないこと（すなわち自分は完全に行ったとかこれ以外によいことはないなどと決して考えないこと）などである。看護婦は自分の仕事に三重の関心をもたなければならない。1つはその症例に対する理性的な関心、そして病人に対する（もっと強い）心のこもった関心、もう1つは病人の世話と治療についての技術的（実践的）な関心である」と述べ、Threefold Interest（三重の関心）を提示した。看護師に要求される全ての内容が現代に通じるとはいいがたいが、COVID-19が世界的に蔓延し、感染症に対する関心や医師や看護師に対する要求は近いものがある。さらに三重の関心は、看護師は何をすべきかを簡潔に捉えることができ、看護婦が病人のために存在すると考えなければならないと述べている。

　ナイチンゲールの教育方法は"見習い制度"で、教育の特徴は①マトロン（Matron）と呼ばれる看護総監督の存在、②寄宿舎におけるホーム・シスターによる教育、③医師による基礎専門教、④病棟シスターによる実践教育にある。その教育は、自己訓練する精神修養の方式を看護教育の中に導入したことである。マトロンと呼ばれる理想的な看護師像を組織の頂点に位置付け、一つの目標を示したことであった。

　これまでの我が国の看護教育カリキュラムを振り返ってみると、1885年（明治18年）に有志協立東京病院看護婦教習所が設立され、ナイチンゲール方式の看護婦養成を開始している。その後、京都看護学校、櫻井女学校附属看護婦養成所などの看護婦教育が始まった。現在、看護師は、保健師助産師看護師法に資格として位置づけられているが、わが国の現代社会で最初に職業として認められたのは、助産婦である。助産婦の歴史は古く、「古語拾遺」(807)に助産の役割を果たした「蟹守」という存在が登場する。安土桃山時代では「中条流参加全書」に"トリアゲババ"について記されている。さらに江戸時代では、「婦人寿草」には取上姿の記述があり、看板をあげて活動していたことがうかがえる。さらに江戸時代後期には非公式であるが、本格的な産婆教育が始まり、「産科辨妄」などの専門書が産婆教育に使われ、明治時代以降に専門職として法的に認められ、発展するための重要な時期であった。明治以降は医制の発布により、産婆が免状制となり、業務範囲が法的に位置づけられ、1899年には産婆規則が交付され、産婆試験規則、産婆名簿登録制度が制定された。

助産師の歴史的な背景から考えると、ナイチンゲールの看護方法と通じるのではないかと考える。助産師の技は、学問的な部分もあるが、経験値が大きく影響する。そのためにも、資格を取得するために分娩介助件数が決められている。しかし、COVID-19の影響により、保健師助産師看護師の教育課程の中で、臨地実習への制限が加わり、学生時代に技術が到達レベルにまで達していない卒業生もいることを考えると、助産師教育に限らず、これからの看護職の教育が卒後教育にゆだねられる。以前、看護師国家試験受験資格を4年やインターン制度という声があったが、医療の高度化や複雑化も看護基礎教育への影響を鑑み、看護教育を実践していく私たちは、ナイチンゲールが述べている看護師に求められるものと看護師が持たなければならない三重の関心を意識していく必要がある。また、病気の患者ではなく、その人が病気になったのだということを忘れてはならないと考えた。

文献

- フローレンス・ナイチンゲール　薄井坦子他訳　：　ナイチンゲール著作集　第2巻　病人の看護と健康を守る看護　現代社　1974　p125-155

- 見城道子　：　ナイチンゲールの著作におけるThreefold Interest(三重の関心)に関する文献的研究　聖路加看護学会誌　18(1)　2018　p3-13

- 長崎雅子：　明治期における看護婦教育についての歴史的考察―なぜナイチンゲール式看護教育は制度化につながらなかったか―　島根県立看護短期大学紀要9　2004　p1-8

- 我部山キヨ子編　：　助産学概論　医学書院　2021　p130-141

3）研究会における学び・感想
－2022年新カリキュラム「地域・在宅看護論」にむけて－

桶河　華代

　今回、「病人の看護と健康を守る看護」[1]を読み解き、ナイチンゲールは、この時代から、早くも健康をも守る看護が重要だと考えていた。「看護覚え書」では、はしがきに、「他人の健康に直接の責任を負っている女性たちに、考えのヒントを与えるために書かれたもの」[2]だと記されている。また、「日常の衛生知識や看護の知識、すなわち身体を、いかにして病気にならないような、また病気から回復できるような状態におくかといった知識は、世の人々が考えている以上に重要な位置を占めている」[3]とある。ナイチンゲールは、普段の生活から健康を考える視点で、

　すべての母親に女性に向けての教育を目指している。この時代は、女性が育児やケアをすべて担う時代であった。現代は、男性の育児や介護があたりまえになりつつある。ナイチンゲールが今の時代に生きていたら、男性看護師の存在に驚くであろう。そして、それに見合う執筆をされるに違いない。上野千鶴子は、自身の経験から女性学を誕生させ、次に「おひとりさま」[3] ブームを巻き起こした。『おひとりさまの老後』を2007年に、男性もおひとりさまになることを解説し、2009年に『男おひとりさま道』、2015年に『おひとりさまの最期』というように時代のニーズに合わせて研究し、執筆されている。ナイチンゲールが看護学を確立したように、上野千鶴子は女性学を築き、「おひとりさま」として、自らの生き方で見本を示している点は共通するところである。

　ナイチンゲールは、病気ではなく、「病人」を看るという視点を大事にしている。先日、秋元典子先生の講演を聴く機会があった。講演のなかで、手術後に胸腔ドレナージが入っている患者が、医師に「このキューブは明日抜けるということですか」と尋ねた。その医師は、「明日には抜きましょう。そうすれば、シャワーを浴びることができます。気持ちがすっきりすれば、自然に回復していくでしょう」と答えたという。まるで、ナイチンゲールを思い起こさせる内容を医師が説明されたので驚いたと説明されていた。また、自身の著書である『看護のアイデンティティ』に、以下のように記している。看護アイデンティティとは、「私たち看護職は、その人の最適な健康状態をめざして、その人の主体的な24時間の生活の営みを、その人にふさわしく整える者である。具体的には呼吸・循環・食・排泄・移動・睡眠・清潔・更衣などの日常生活行動の１つひとつを、その人の病態や行われている治療、その人の生活様式などをふまえて、適切に支援し、その命を守り日常生活を維持することを担う者である」[4] という。また、「看護の専門性とは、療養上の世話と診療の補助業務を統合させて担うことである。換言すれば、「キュアとケアを統合した看護実践を創り出す」ことであり、このことは法的根拠を持つ看護師独自の仕事であり責任である」[5] ことを強調されている。このことは、看護系学術集会において、看護師が日常生活行動の支援を看護補助者に委譲していきたいという衝撃的な調査結果を抗議するものである。私たち看護師が、日常生活行動の支援を看護補助者のどちらかがする支援と議論するのではなく、もう一度ナイチンゲールがいう「看護とは何か」「看護師の仕事は何か」を考えて、次世代に教育する必要があると思われる。

　2022年はカリキュラムが変更され、「在宅看護論」が「地域・在宅看護論」になる。大きな変更点は、統合分野から基礎看護学の次に位置づけられることである。対象も、「居宅で療養する人々」から、「地域で暮らすあらゆる人々」になり、暮らしや生活している人に目を向けることが必要とされる。「病人の看護と健康を守る看護」を読み、病人を看る視点と日頃から家族の健康を守る視点が、「地域・在宅看護論」に期待されているように感じられる。そのため、実習では、介護保険のサービス（訪問看護、地域包括支援センター、通所介護）を利用している療養者や入院している患者だけでなく、

暮らしを知るために高齢者の団体（高齢者サロンや介護者の会）や子ども（子ども食堂や子ども会）と関わる機会を取り入れていくことが必要である。新型コロナウイルス感染症の広がりにより、交流の制限も考えられる。しかし、ナイチンゲールのいわれる換気をしっかり行い、感染対策をとりながら、看護教育に取り組んでいくことが望まれる。

文献

1) フローレンス・ナイチンゲール　薄井坦子訳　：　ナイチンゲール著作集　第2巻　病人の看護と健康を守る看護　現代社　1974　p125-155.

2) フローレンス・ナイチンゲール　小林章夫他訳　：　対訳　看護覚え書　うぶすな書院　2015　piii

3) 前掲書1) piii

4) 秋本典子：看護のアイデンティティ ライフサポート社 2021 pⅥ

5) 前掲書4) pⅥ

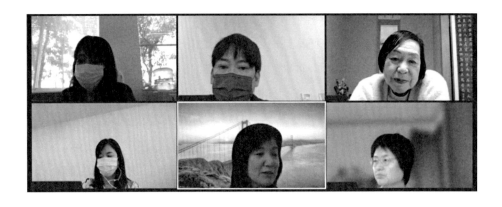

第38回例会（Zoom開催）の様子　（講師：城ヶ端初子先生）

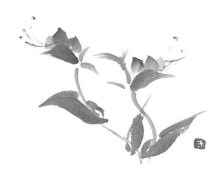

第 2 章　病人の看護と健康を守る看護 (2)（第 39 回例会活動内容）

1．研修内容

城ヶ端　初子

1）前回の振りかえり

    (1) この書は高名な女性たちによって書かれた慈善事業に関する会議論文集叢書のうちの「女性の使命」から転載された論文である。

    (2)1893 年　ナイチンゲール 73 才の著作である

    (3) 当時の社会背景：ヴィクトリア女王の英国の最も繁栄した時代

                  医学の発展、貧富の差が大、教会の衰退　etc

    (4) 病人の看護と健康を守る看護

  ①　・看護は、病人の看護だけではなく健康な人を含めての発想である。

    ・芸術（Art）であり、科学（Science）であるもの→専門職（天職）

    ・芸術とは病人を看護する Art である。

    ・病気の看護ではなく病人の看護である。

    ・看護は病棟内、病室内、ベッドサイドでおいてのみ教えられるもの、講義や書物だけでは教えられない。

  ②　・看護の家族、学校、職場における生活の営みに関する Art は創造されていない。しかし、この Art は家族にも関係があり、家庭生活から生まれるもので、家庭の中でのみ教えられるものである。

    ・健康についての Art で女性たちが実際に学ぶべき Art にも気づいていない。

     生活の営みの中にある限り、国民の健康は女性にかかっているのに！

    ・健康への看護＝健康のための Art と健康増進のための Art が必用である。健康のための組織、医師，衛生対策などは発展してきているものの家庭での健康に関する使者である看護師はいない現実。

    ・家庭には、世話を必要とする健康があるとは思っていない。

     家族の健康を担っているはずの住人（女性）は何も教えられてこなかった。

     すべてのことが健康より優位にあった。

    ・最高に大切な赤ん坊の世話に関しても、何も教えず実施もしてこなかった現実。

  ③　・正しいことより誤りが先に見える現実がある。

    ・病気とは何か？→健康を妨げている条件を除去しようとする自然の働きである。

・健康とは？→良い状態を指すだけではなく、もてる力を充分に活用している状態をさす。

・看護とは？→自然が病気や傷害を予防したり癒したりするために最も望ましい条件に生命をおくことである。

・訓練とは何か？→看護師に病人が生きるように援助する方法を教えることである。

・神の法則（生命の法則）

・家庭内の健康は、家庭内においてのみ学びうる。

・「人々が講義のみに大変興味を示している」だけでは不十分で、その人達が後で、その講義を自分の家で実践してみたか否か、また家族の健康と健康を増進する手だてに応用したかどうかである。

・看護の仕事は健康を阻害するものをとり除くことによって、健康を維持することである（汚れ、飲物、食事、温度、通風、浄水）

④保健指導員のこと

⑤看護師の陥りやすい危険

⑥個体の健康は地域社会の健康である。個体の健康なくして地域社会の健康はありえない。

(5) 地域看護について

(6) まとめ

　ナイチンゲールは病人を看護することは重要であるが、それ以上に健康人を看護することが大切であることを強調している。ここでいう健康の看護とは、人間ひとりひとりが自分の健康を培う技術（Art）を身につけ、同時にそうした物の見方を養うように働きかけることであると述べている。

　看護の技術や知識あるいは職業に関するものは、ここ40年で開発され発展してきたと人々には見えるかもしれないが、決してそのような状況ではない。看護の世界もこの世界と同様に古くて広くて、殊に看護は人間の生死に関わる問題をもっていると看護の大きさ広さを述べていると考えている。

　また、看護の仕事も型にはまってきた。そこでは心をこめて看護することを忘れ、賃金を得ることばかりに専心している。それでいながら看護師を専門職として呼ばれるようにしているが、看護はCallingでいいのではないか？一体、看護師のために患者がいるのか、考えてみると良い。看護師は生涯学び続けるものであり、免許や資格は無意味である。学ぶことをやめた瞬間、看護師でしなくなるのである。ナイチンゲールにとって看護師とは看護を身につけた人間存在そのものであるととらえていると考えられる。

２．研究会における検討・学び・気づき

・看護師養成の新カリキュラムでは、在宅看護論から地域・在宅看護論へと変更された。訪問看護は療養者とその家族を対象としていたが、地域在宅看護論になると、健康な人もすべて対象になる。まさに、ナイチンゲールのいう「病人の看護と健康を守る看護」そのものではないだろうか。ナイチンゲールから「ほら、私の言った通りでしょ」と言われそう。日本は、看護も教育もナイチンゲールの看護思想を追い続けているように思う。

・これから訪問看護の役割は重要である。ナイチンゲールは先見の明があり、筋が通っている。

・⑤看護師の陥りやすい危険の「型にはまった看護」について、とくに老年看護はその人その人の個別性を重視した看護が必要である。学生のときに学んだ知識だけでなく、継続した学習が必要で、型から脱していくことが必要だとあらためて教えられた。

・現在の在宅療養では、ヤングケアラーの問題が起きているため、時代を見越して成人だけでなく子供への介護の仕方を教える必要があるように思う。そして、孤立したものではなく、多職種との連携の必要性がある。

・精神看護ではライシャワー事件を皮切りに、病院収容から地域への移行が進められている。勤務先の病院でも在宅治療や看護を行われており、患者が生活している場を捉えてどのような影響を及ぼしているかまでふまえて観察・介入できるようにする必要がある。

・精神看護では、同じ疾患や同じような状況だからといっても、すべて違う。対象理解やアセスメントを行い、福祉サービスを含め、その人にあった看護を提供することが重要である。その人でないとできない看護を行う、それがナイチンゲールのいう「看護とは art」だと思う。

・授業では、学生に患者個人に合わせた看護や生活背景に合わせた看護が大事だと伝えている。地域・家に帰るための看護ということを伝えることが大事だと思う。

・看護師は専門職、天職という言葉が印象的だった。専門職として勉強し、患者にかかわることが大事である。

・１年生基礎の授業では、在宅に向けての看護の第一歩として、「看護覚え書」の項目と自分の

生活と照らし合わせて適切かどうか考えさせている。学生自身のことから入り、その後患者の生活をイメージできればと考えている。授業を受けた学生たちは、コロナ禍の生活をとおして、自身や家族の環境をどのようにととのえているか確認したいと思っている。

・看護師を育てるには、人間性を高めることが重要だと思う。知識や技術は臨床に出ても学べるが、人間性はその人の生い立ちも影響するため、学生時代にも育てることが必要である。教員として、学校生活での学生のちょっとした思いやりや優しさなどに気づき、それを認めることで、人を大切にする気持ちを育み、良好に人間関係を築くことができるようになる。そこから患者を真から思いやる気持ちへと繋がると思っている。

・母性領域は健康な人を対象としており、健康な人がより健康になるための看護は、病院にこられたときにこそできる。たとえばお産で入院したときに、食事や日頃の生活の指導ができると、退院後に家族がみんな健康にすることができる。健康教育の大切さを実感しており、それを病院から地域の保健師さんにつなげていく実際を学生に教えていきたい。

・学生の人間性を高めるためには、学生をできるだけ褒めて大切にすることで、学生たちは人を大切にできるようになると思う。これを大切に教育していきたい。

・ナイチンゲールが言うように、看護は書物だけでは教えられない。成人領域ではエンパワーメントや自己効力など授業で説明しているが、学生には分かりにくい。コロナ禍で縮小されているが、やはり実習でないと学べないことがある。

・ナイチンゲールのいう看護は、単なる仕事ではなく人としてあるべき姿を求めているのではないか、という印象を受けた。人間力を高めていくような人としての在り方を増やし、それが人類の未来を支える。ナイチンゲールはとても大きな世界で考えられており、仕事をする上でお金を重視していた自分の小さな物の見方に気づいた。

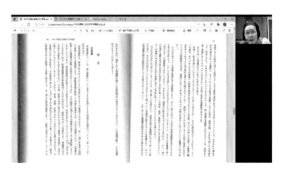

第 39 回例会 (Zoom開催) の様子 　 (講師：城ヶ端初子先生)

研究会における学び・感想

1）「ナイチンゲール看護研究会・滋賀」　5月例会に参加して

帰山　雅宏

　今回のナイチンゲール看護研究会は、病人の看護と健康を守る看護についての内容であった。ナイチンゲールはすでにこの時代から、病気を治すだけではなく未然に防ぐことの重要性を認識していた。今回の勉強会でもナイチンゲールには先見の明があったことを知り、そのすごさに驚かされる。

　現在、看護職は保健・医療・福祉と様々なフィールドで活躍している。特に自分が感じているのは、近年、医療の現場が在宅に移行し、地域でその人らしい療養ができるように支援していくことが重要となっていることである。地域で療養者を支援していくためには、断片的な介入ではなく、ケアを必要としている人々に切れ目のない支援が求められる。また、病気を予防し健康寿命を延ばすこともその人らしい生活を送るための重要なポイントにもなっている。このように、切れ目のない包括的な支援を提供するためには、その人個人だけでなく、今回の勉強会でもあったように、看護師は家族や村といった集団及び地域社会全体の健康に目を向けなければならないということを学んだ。

　学生の頃は、ナイチンゲールと言うと換気や採光といった環境について述べているだけと思っていたが、臨床にて日々看護を提供していると、物理的な環境だけが重要ではないことを感じる。今回の学びでもあったように、その人が置かれている人的・社会的な環境も重要であり、看護の力で健康で豊かなものにできることでもあることを再認識した。同時に、ナイチンゲールは、いかにして看護師がその人がもっている力、すなわち自然治癒力を十分に発揮させることができるか、最も望ましい条件に生命をおくことができるかが重要と述べており、これらのことから看護の本質について考えさせられた。

　今回の研究会資料において、固定化してしまって進歩しないことが危険であると述べられ、危険の要約が記載されていた。看護師として固定化し、進歩しない者より母親の方がましとあり、我々看護職の専門性を重要視していると感じた。看護は書物や講義だけで学べるものではない。現場での経験があり、新しい知見を得ていくことで発展していくと考える。看護を必要としている対象は画一的ではなく、それぞれに個性があって症状や健康の度合いも違ってくる。そのひとりひとりと向き合い、その人が適している環境はどういったものなのか、その人の持っている自然治癒力を最大限に発揮できる環境とはどんなものなのかを考えながら看護を提供することが重要である。ナイチンゲールの教えは古く現在に使えないと考えるのではなく、最も基本的なことで、

看護の本質であることを理解し、今の現代においてどのようにその教えを活用していくかを考えていくことで、自分の看護が適切なのか振り返るきっかけになる。今回の研究会においても、自身の看護の振り返りのきっかけになった。今後もナイチンゲールの思想を学びながら自身の看護を振り返り、看護師として進歩していきたい。

2）5月例会における学び・感想

髙島　留美

　今回の例会では、第38回に続き、ナイチンゲールの1893年の論文「病人の看護と健康を守る看護」[1] をテーマとされていた。この中から、改めてナイチンゲールの残した言葉の意味や重要性を考えてみる。

　論文の冒頭には、看護は芸術（art）であり、科学（science）であるということが記されている。今やこのartとscienceという言葉は、美術やデザインの分野だけではなく、ビジネスや経済においてもポピュラーな言葉[2][3] となってはいるが、私ははじめて聞いたとき、あまりピンとこなかったのを憶えている。看護がscienceなのは分かるが、なぜartと表現するのか？センスがいるという意味？と首をかしげた。その理由は、当時の私は、良い看護とは、深く広い知識と、正確な手技や手順で行うことだけが必要だと疑いもなく思っていたことにある。その当時は、経験を中心とした看護から、科学的根拠や指標を中心とした看護への移行期だったように思う。看護手順や業務マニュアルを作成し、データを収集し、毎日インシデントカンファレンスが行われ、医療事故防止がベースとした看護も協調された。もちろん、患者の個別性を考えた援助を行っているつもりはあったが、それよりも常に安全優先だったように思う。

　今の私は、看護学を教える立場となり、またナイチンゲールの看護思想を学ぶ者として、ようやくじっくりと看護を考える機会を得ることができ、「看護はart」という言葉の理解が変わってきた。「art」は、単なる手技や手順 (skill) をそつなく滞りなく行うことではなく、対象に合わせ、安全・安楽・自立、そして個別性を考えることである。そしてこれらは決してマニュアル化された単純なものではなく、対象を理解し、多面的に捉え、考え、ときにはチャレンジしていく創造的な活動だと考える。この考えが、ナイチンゲールが言いたかった「看護はart」ではないかと思いつつ、130年も前にartという言葉を用い看護の本質を継承されていることに、驚かされ、尊敬の念は尽きない。

　また今回の例会では、ナイチンゲールは、「看護は病棟内、病室内、ベッドサイドでおいてのみ

　教えられるもの、講義や書物だけでは教えられない」[4]と述べていることを知った。この言葉は、コロナ禍により臨地実習の制限が生じている今、私自身も強く実感し、心に響く言葉であった。看護学生は入学すると、まずは教室での講義により、人間理解や疾病の知識、そして看護理論や化学的根拠、援助の方法を知り、少しずつ「看護」とは何かを学ぶ。そして技術演習をとおし、手技や手順だけでなく、対象を看るということや看護行為の一つ一つに根拠があることを理解していく。そのため私は、授業づくりにおいて、できるかぎり看護の対象にとって必要な看護援助としてイメージできるように事例患者を設定している。しかし、学生同士の援助体験では、健康な学生にとっては疾病や機能低下がある患者を想像しにくく、学生同士の馴れ合いによって緊張感も乏しいため、到底リアルな患者への看護としてはできない。そこで臨地実習に行くことで、学生は初めて看護の対象への看護というものを知り演習と実習との違いを痛感する。たとえば清拭の援助を説明するとき、演習では、「これから身体を拭かしてもらってもよろしいでしょうか」という。すると患者役の学生は「はい、お願いします」と必ず答える。しかし実習で受け持つ実際の患者からは、「結構です。家の者にしてもらうわ」と返答されることがある。学生は「清拭、拒否されました」と困り果て報告にくる。私はチャンスとばかりに、援助を行うことしか計画していなかった学生に、患者さんはなぜそう答えたのか、そのときの表情はどうだったのか、入院前の生活はどうか、性格はどうか、と考えるよう促す。これにより、「身体を拭かれるのが恥ずかしかったのかも」「寒くなると思ったのかも」という患者の思いへの想像から、本当に清拭が必要か、羞恥心への配慮や患者・家族参加型の援助方法、どのように説明すればいいのか、などさまざまなことを考えることにつながる。そうしてようやく、「私が背中から拭きますので、前はご自分で拭いてもらいます。５分くらいで終わります」など患者に合わせた説明ができ清拭をすることに了承を得られる。これが、単なる skill ではなく art である看護技術なのではないかと考える。この体験は、模擬患者ではなく、実際の患者への看護であるからこそ得られる学びである。このような体験をしたとき、学生は、「そんなにたくさん考えられません」や「断る患者さんなので大変です」と学生はネガティブにとらえやすい。そんなとき、私は「これが看護の醍醐味なのよ。あなただけの看護が考えられるって素敵じゃない」と話す。余裕がない１．２年生の学生に理解されることはほとんどないが、この看護を行うことの喜びと楽しみを感じてもらえるよう、これからもナイチンゲールの教えである「看護は art」であることを語り続けたい。

文献

1）フローレンス・ナイチンゲール　薄井坦子訳　：　ナイチンゲール著作集　第2巻　病人の看護と健康を守る看護　現代社　1976　p125

2）経産省ホームページ　：　「アートと経済社会」METI Journal online　https://journal.meti.go.jp/p/20373/

3）山口周　：　世界のエリートはなぜ「美意識」を鍛えるのか？　経営における「アート」と「サイエンス」　光文社　2017

4）前掲書1）　p125

第3章 「在宅におけるナイチンゲールの看護思想の実践」（第40回例会活動内容）

1．研修内容

齋藤　京子

はじめに

　約20年前に訪問看護に従事した際、訪問先で排泄介助を家人と一緒に行い、当たり前の様に窓を開け換気しました。しかし家人から「外から家の中が見えるから閉めて」「隣の家に人工呼吸器の音が聞こえるから閉めて」と注意を受けました。家人の気分を害した申し訳ない思いと緊張感からギクシャクした空気が漂ったことを思い出します。そういった経験が重なり、その家のやり方に従おう、1～2時間程度の訪問時間、不快な匂いがあっても我慢。それが、「地雷を踏まずケアできる在宅看護」という思いになっていました。

　しかし、「ナイチンゲール研究会・滋賀」に参加すると「換気」について何度も何度も出てきます。冷房や清浄機のある家なら問題ないのでは、という思いが拭えずナイチンゲールが意図していることは何なのか掴めない状況が続いていました。

　今回は事例とともに「換気」についてだけでなく、ナイチンゲールの看護思想を私なりに解釈し紹介したいと思います。

1）換気について

> Ａさん　60歳代　頚椎損傷　要介護5　バルン装着　夫、長女夫婦、孫と同居
> 保清　排便コントロール（浣腸、摘便）で週2回訪問看護。
> 長女夫婦は昼間仕事、孫も学校で不在、部屋に入ると臭いがする。

　ある日、排泄ケアが終わって雑談をしていました。「孫がね、学校から帰ってきても顔も見せてくれない、以前はご飯も作って食べさせてくれたのに、お小遣いが欲しいときだけ来るの」と苦笑いしながら話されました。何気ない会話でしたが、寂しい思いをされていると感じました。帰りの訪問車の中で、若いお孫さんなら鼻も効くし、臭いの漂う部屋に入りたくないだろうな、私は仕事だから仕方ないけど、孫の気持ちも分かるな、と思いを巡らせていました。その時ふと、ナイチンゲールは何が看護で何が看護でないかを説き、換気について一番に取り上げていたな、という思いが頭をよぎりました。

　ナイチンゲールは、「看護とは、新鮮な空気、陽光、暖かさ、清潔さ、静かさなどを適切に整え、これらを活かして用いること、また食事を適切に選択し管理すること―こういったことのすべてを、患者の生命力の消耗を最小にするように整えること」[1]と言っています。また、このような事を「カビだらけの病室の中に殺人犯がいる、つまりカビというのはドアの影に潜む猩紅熱、熱病や壊疽をかぎつけていながら、それでも『これでよろしい』と言っているのである」[2]と揶揄しています。まさに私は、臭いに気づいていながら見て見ぬ振りをして、仕方がない、これでよろしいと言っている状態なのだと思いました。けれども、本人の一番の苦悩は体が動かないこと、こんな人生になってしまったことへの悔しさであり、そのためできなくなったセルフケアを代償する看護が必要で、換気は二の次という思いがありました。しかし、ナイチンゲールは換気を一番に看護として説明しています。それが優先される理由が理解できない、換気一つだけで本人の苦悩を取り除くことはできないのではという思いが残りました。

　しかしナイチンゲールはこう言います。
「その病気の症状につきものの避けられないと一般的に考えられている症状や苦痛などが、実はその病気の症状などでは決してなくて、全くの別のことからくる症状、すなわち、新鮮な空気とか陽光、暖かさ、静かさ、清潔さ、食事の規則正しさと食事の世話などのうちのどれか、または全部が欠けていることから生じる症状であることが非常に多いということなのである。これは病院看護においても家庭看護においても、全く同様によく見られる」[3]と言うのです。頭の中は本当に？とクエッションマークです。腑に落ちないけれど、とりあえず次の訪問でＡさん宅の換気を行なってみようと思いました。やってみることで何かナイチンゲールの言わんとすることが分かればいいなという思いがあったからです。

　排泄ケアを終えて、布団を整え直接顔や体に当たらないように注意して暖房を本人の方に向けてケアを終了しました。すぐに換気するのではなく、布団の温かさを感じ始めた頃に「Ａさん悪いけど、少しお部屋が臭うし窓を開けさせてね、寒くない？大丈夫？私帰るけど、15分ほどしたらご主人に窓を閉めるよう伝えておきますね」。Ａさんは「そうして、有難う」、ご主人に声かけをすると「わかった」との返事が返ってきました。やってみて、何となく、あれ、何だ、これだけの事、という思いがしました。たった５分のケア、これだけのことにそんなに深い意味があるのかなという思いです。しかしその行為の意味をナイチンゲールは、「人は健康な時でさえも、自分が呼吸している部屋の空気を繰り返し呼吸して、なおかつその害を受けずにいることはできないのである。それは、空気中に肺や皮膚から出る健康に有害な物質が多量にあるからである。病気の時には、身体から出るものの有害度と危険度がさらに高いので、その悪臭を追い出すために空気を大量に入れ換える必要があるが、そればかりでなく、患者の排泄した汚物はすべて直ちに室外へ持ち出さなければならない。それは患者が出す発散物より以上に有害だからである」[4]と言います。つまり、室内にあって臭気を放つものは有害であり、それを患者が吸う、徐々に体は

毒され各器官に影響を及ぼし生命を消耗する。また臭気のせいで孫が来ない、家族との繋がりが希薄になる辛さ、寂しさは人間が回復しようという回復過程を妨げることになっているという思いに至りました。

　本人が持つ苦悩（動けない体）へ直接働きかける術はないにしても、回復過程を整える看護なら私にもできる、それが「換気」という看護なのだと思いました。やっと自分の中で「換気」をする看護の持つ意味が腑に落ちました。

　排泄ケア後に行う換気の看護、ほんの5分にも満たないケアですが、この「換気をするという看護」の奥深さに気づかされました。そして行動するのにどれだけの時間を要したのだろうと思いました。「ナイチンゲール看護研究会・滋賀」に参加していなければ、今でも見て見ぬ振りをする看護は行われていたのではないかと思いました。

　その後も意識して換気を行いましたが、意外に続けることは容易なことではありませんでした。たった5分のケアですが、本人へ意識を向けないと出来ないのです。今日の気温を考える、あまり寒いと、布団をかけても温まるまでに時間がかかる、次の訪問があるから段取りよくしないといけない。本当は寒さを凌ぎながら換気できているか、窓はどれくらい開けたらいいのか、そんなことを考えていると本人との会話が上の空、決まり切った手慣れた処置をする方が楽だな、と誘惑に負けそうになります。

　そんなことを思っていると、ナイチンゲールは「愚かな女性が、その愚かさゆえに、病人にとっての生命の源泉、すなわち新鮮な空気を悪者にしているのを見ると、心底から憤りを覚えないではいられない」[5]と述べるのです。200年も前から私の思考の中を見透かしていたのかと恐れ入ります。

　Aさんの訪問看護で「換気」について看護を提供しようと意図している時、本人の事を考え一生懸命考えている自分にも気づきました。換気は、ただ風の入れ替えではない。病人が直接的に風に当たらないように工夫する（保温）、どうすれば寒くないように換気をするのかと考える。風量や風向きを考えないといけない。脊損で麻痺がある、だから、血流が悪い、寝てばかりだから筋肉もない、熱代謝も低い、私たち健康で動いているものより寒さは体に触るし、不快だろうと思う、家の中の構造や病の体までアセスメントしてしっかりと観察しなければ良い換気には結びつかない。たかが換気されど換気、以外に難しいケアで「言うは易く行うは難し」だと感じました。少し大げさかもしれませんが、そこまで考えると換気の持つ意味がただの換気ではなく、看護の基本（本人の皮膚の内側にまで入り込み考えたケア）だと捉えることができました。

次の事例では換気の効果を知ることにつながりました。

> Bさん　70歳代　　脳梗塞後で半身麻痺　　車椅子生活　バルン装着　夫と二人暮らし
> デイサービス週3回　訪問看護週1回（バルン交換、膀洗）
> ウロガード内白色浮遊物が多く、匂いがする　ご主人、毎朝家の窓という窓を全部開ける
> 「臭い、臭い！お前は腐っとる」と側で聞いていても辛い言葉を平気で妻に言う。窘めて
> も「そんなこと言っても、正直あんたも臭いだろ、わしもたまらん」そんなやりとりが、返っ
> てきます。

　確かに尿臭が漂う部屋。この家の臭気に対する看護はどうしたらいいのかと思いました。
そんな時、Bさん圧迫骨折で入院。次に骨折したら寝たきりになると説明を受け、退院してきました。帰ってきたときは本人涙を浮かべて喜んでいました。その姿を見て、どれだけ家に帰りたかったのだろう、ご主人に色々言われても家がいいのだと思いました。そのため、私の看護の意識は「再骨折を起こさない」という思いで関わっていました。

　退院に際してサービス調整が行われ、訪問看護日以外毎日ヘルパーが入ってオムツ交換が行われるようになりました。

　ふと、家の中の匂いがなくなっていることに気づきました。私は「そういえば最近、ご主人匂いのこと何か言われますか？」。本人「あ〜そう言えば、何も言わんな」と言われました。毎日の陰洗ケアが室内の匂いを減らしていたのだと気づきました。「換気」の看護のために、毎日サービスを入れて陰洗、オムツ交換をするという発想には至らず、ましてや週3回デイサービスでお風呂に入り、週1回は訪問看護で陰洗しているのだから、十分でしょうという判断でした。ですがここでも匂いには気づいています。それもバルンをしていて、少しの尿もれやオリモノなどからオムツが汚れていることも観察しているのに、今あるサービスで十分と判断し、仕方ないこととご主人を説得する看護をしていたのです。最近、ご主人は本人に対する不満を口にすることが減りました。換気の効果でしょうか。全く無関係と思えません。換気ができたことは、その夫婦の会話のトゲトゲしさの一要因を減らすことができたのでは考えています。

2）保温について

　Bさん、暑い夏の日訪問するとベッドに横になり、私が来るのを待っていました。部屋の窓はほぼ全開、扇風機が本人の下半身に向かって強風で回っています。
「今日は2回も便が出て、おじいさんとってくれたけど看護師さん来るし綺麗に洗ってもらえ言うて畑に行きよった、扇風機が当たって寒い」と言われます。

ナイチンゲールは「良い看護が行われているかどうかを判定するための基準としてます、第一にあげられること（中略）それは患者が呼吸する空気を、患者の身体を冷やすことなく、屋外の空気と同じ清浄さに保つことなのである」[6]。また、清浄に保たれているか判定するために、「朝、寝室あるいは病室から外気の中へ出て見ることである。そして再び部屋へ戻った時に、少しでもムッと感じるようであれば、換気は十分でなかったのであり、その部屋は病人にとっても健康人にとっても眠るに適していなかったのである」[7] と言っています。

　おじいさんの介護、換気の面では良いと思います。ですが、暑いからと親切に扇風機を回しても、Bさんの状態を考えると体を冷やし過ぎて自然治癒力を妨げる行為になります。保温のことまで考えて欲しいけど、ちょっと怖いおじいさん、どう説明すればいいのか悩みます。

3）小管理について

　ナイチンゲールは「覚え書に詳しく述べているポイントにそって、どんなに良い看護をたくさんしたとしても、ひとつのこと－つまり小管理－が欠けていれば、言いかえればあなたがそこにいるとき自分がする事を、あなたがそこにいない時にも行われるよう管理する方法を知らないならば、その結果は、全てが台無しになったり、すっかり逆効果になったりしてしまうだろう」[8] と述べています。訪問看護として、その場の換気や保温を行うことはできます。しかし日々の生活の中の介護は、一緒に住む家族が担います。ケアマネジャーやヘルパーに換気の説明をしてサービス調整を促すことや、家族への説明の難しさを痛感します。

　「看護覚え書」の初版本は、在宅の病人や負傷者の面倒を見る婦人向けに書かれています。ナイチンゲールも「病人の責任を持つ人に、管理するとはどうすることかを書物で教えようとしても、それはちょうど看護の仕方を書物で教えるのと同じくらい、不可能なことである」[9] と述べています。ナイチンゲールも悩んでいたのではないかと思います。また、「病人のために看護婦の派出を依頼する家族たちは、一体看護婦に何を求めているのであろうか。それは、患者の家族を「徹夜」から解放し、召使いを「階段の駆け登り」から救うためであって、病人がより良い看護を受けると言う目的からではない。（中略）人々が看護婦を雇う目的は、「看護」を受けるためではない。彼らは「看護とは何か」さえ知らないのである。彼らが欲しいのは、労を厭わず働く人出なのである」[10] と言います。看護を一般の人に理解してもらうことの難しさをナイチンゲールも感じていたように思うのです。

4）物音について

　ナイチンゲールは「音を立てて動き回る看護婦は、患者にとって恐怖である」[11] と言い、ドアを乱暴に開けたり、何度も出たり入ったりする看護師、ドアや窓のがたつきや軋む音に関心がない看護師など、不必要な音は配慮の欠如であり、健康人にも打撃を与えると言っています。私

　も訪問先でよくある光景が思い出されました。処置をする準備不足で、忘れては取りに行き、急ぐがあまり、ドアを強く締めて利用者をびっくりさせたり、物を壊したり。

　続けてナイチンゲールは、「病人を急かしたり、騒々しくかきまわしたりする看護師、患者が要件を話している間中たったままそわそわしている看護師」[12]「患者から受けた伝言を二度も三度も繰り返させたりしない事」[13]。私自身、思い当たる節が次から次と思い出されます。訪問時間内に終わらせようと気持ちが焦りバタバタ動いたり、離れたところから返事を返したり、頼まれたことを忘れたり、沈黙が耐えられず質問ばかりを投げかけたり、ナイチンゲールのご指摘は自分の事を振り返るといちいち納得のいくことばかりです。

　さらに、「病人の背後から、あるいはドア越しに、あるいは遠くから、あるいは病人が何かをしている時などには、決して彼に話しかけてはならない」[14]と看護師像を語ります。思い当たる節がいくつも思い出されます。杖をついて歩いている利用者に背後から声かけて振り向こうとしてあわや転倒してしまいそうなるなど不用意な言葉かけの数々がありました。

　ナイチンゲールが語っている「不必要な物音」の内容を知るまで、この程度のことはたいしたことではない、と思っていました。ですが、ナイチンゲールはこうも言っています。「看護師の振る舞いは、そこに配慮と気遣いがなければ、患者に不快感を与える点で、患者の神経を消耗させることにつながる」。[15]「患者にしてみれば、自分自身のことについて気を配るのみならず、看護婦についてまで、彼女が時刻を守る人なのか、根気強い人なのか、敏速・冷静に仕事をする人なのか、についても気を配っていなければならないとしたら、いっそそんな看護婦はそばにいない方がずっと良いであろう」[16]と言うのです。看護師の行動言動がいかに患者に影響を与えているかということを考えずにはいられない言葉です。

5）変化について

> Ｃさん　20歳代　ALS（人工呼吸器）　装着して3年　　母親が介護
> 人工呼吸器をつけているので会話は問いに瞬きで答えるか、文字盤を使用。無表情なので、機嫌がいいのか悪いのか判断しづらい。文字盤でのコミュニケーションはなかなか伝わらず、イライラしている表情がある。楽しみはテレビを見る、音楽をきく。視線を動かせる範囲でしか見えない為、Ｃさんの見える世界は自ずと天井や壁のみ。

　ナイチンゲールは、「毎日毎日同じ壁と同じ天井と同じ家具調度とを眺めて暮らすことが病人の神経を、どんなにまいらせるかはほとんど想像もつかないであろう」[17]と言います。

私は、Cさんに出会ったとき、同情心を持ちこんな狭い世界のままでいいのか、私なら耐えられないとの気持ちが強く、どう声掛けしていいのか戸惑っていたことが思いだされます。

　ナイチンゲールは、「美しい事物、物を変化させる事、とりわけ色の輝くような美しさが病気の人に及ぼす影響については、全く評価されていない」[18]。「患者の眼に映るものが持っている形の変化や色の美しさ、それはまさに、患者に回復をもたらす現実的な手段なのである」[19]（具体的には花や絵を飾る事）とヒントをくれます。では私ができることは、花や絵を置く事？でも、本人が興味を示さないし、置く場所もない。だけどテレビを見る事、インターネットを見ること、音楽を聴くことは現代において本人が変化を楽しんでいると捉えられると考えました。さらにナイチンゲールは、「胸のなかでは、愉しい思いは抑えられ、何故か辛い想いばかりが頭をもたげてくる。それは病人自身にとって大変な苦痛なのであるが、何故そうなってしまうのか自分にも分からない。そこで病人は、その理由を考えて自問自答する。そんな自分自身を不甲斐なくも思う。しかし、どう足掻いても全ては無駄なのである。実際のところは、まともにその理由を詮索してみたりするよりは、書物とか会話とかに熱中できて、お腹の底から笑った方が、はるかに簡単に、この辛い苦悩から逃れられるのである」[20]。「外から変化が与えられない限り、自分で自分の気持ちを変えることがほとんどできない。全くのところ、これこそが病気についてまわる一つの大きな苦悩なのである」[21] と言います。

　私ができる「変化」という看護は何かと考えました。
表情がなくて、気持ちが読めないCさん。ある時、ヘルパーが母親に壁に飾ってあるCさんの写真を見て「Cさん優しそうですね」と話しかけ、母親が「そんなことないです頑固です」と二人で会話していました。私は、本人に向かって「なんか言うてますよ、反論しなくていいのですか」と声かけました。すると、Cさんの顔色が少し赤らみ、口元がニヤッと動きました。初めて見る表情に少し驚きました。笑う事ができるという発見があったからです。

　この時から意識して、本人に積極的に話しかけるようになりました。「どんなことを言えば笑うのか見つける看護」です。

　ヘルパーさんとの会話の中で無理やり本人に話題をふる、母親にどんな性格でどんな趣味があったか聞き、母親が違うことをいうと表情が怒るのを見て「お母さん、違うみたいです」と本人の思いを代弁しながら、その場の空気が和むよう努力しました。

　ナイチンゲールが、書物とか会話とかに熱中できて、お腹の底から笑った方が、はるかに簡単に、この辛い苦悩から逃れられる、という事を手探りで進めていきました。すると本人の笑顔も増え母親も笑うようになり、だんだんと家の中の重たい空気や本人を腫れ物に触るような看護から脱することが出来ました。

6）病人の観察

　Cさんはずっとベッドで寝ています。ベッドに密着しているところに痒みがあり、訪問時は清拭を希望します。そのやり方は、本人が掻いて欲しいところを視線の動きに従いながら、希望場所を拭いて行くという作業です。一緒に入るヘルパーが時々清拭を担当することがあります。その時どんなに慣れたヘルパーでも本人が望む場所に行き着けなくて、時間を要し、「ここですか？」と何度も本人に問いながらやっています。私は見るに見かねて変わって清拭を行いスムーズに清拭を終えます。それを見たヘルパーが「さすがですね、なんで分かるのですか、ゴットハンドですね」と持ち上げ気味に言われます。

　誤解を招く言い方かもしれませんが、私はわからない方が不思議だなと思うのです。本人の視線の動きに合わせて手を動かしているだけなので、見たら（観察）わかるし、そう難しいものではないと単純に思うのです。他の看護師にも聞きましたがやはり同じ感想を抱いていました。

　ナイチンゲールは、「看護は「神秘」だという考えである。（中略）「天才」とみたり、何年か前にロンドンで実演されたことのある生物学を応用した手品の一種ではないかと考えたりする。ところで、看護については「神秘」などは全く存在しない。良い看護というものは、あらゆる病気に共通するこまごまとしたこと。及び一人一人の病人に固有のこまごましたことを観察すること、ただこの二つだけで成り立っているのである」[22]と述べています。

　私たち看護師は看護教育や仕事を通して、人を見る観察という専門性が磨かれているのではないかと感じました。看護師が当たり前のようにやっているケアは、利用者一人ひとりをこまごまとみて、それに応えるように反応している看護師特有の観察の上に成り立っている技なのだと思いました。

7）おせっかいな励ましと忠告

> Dさん　40歳代　　乳がん末期　　余命数ヶ月と言われ、在宅療養を希望　ADLは自立
> 痛みもコントロールできている。病院からはこだわりの強い方という申し送り。しかし、訪問当初、本人の話からは、どう生きたいかを明確に伝えているにも関わらず、理解してもらえず苦しんでいた様子が伺えました。

　Dさん「余命数ヶ月と言われた。抗がん剤治療をすれば、検査データは良くなるけど、吐き気や倦怠感で何もできない。あと、数ヶ月しか生きられないのに、このままかと思ったら、治療をする意味があるのかなって。お金も高いし。それで、治療をやめて帰りますって、言ったんです。そしたら、先生が来て、「他の先生たちとも話したんだけどね、治療を」とかって。私のいない

ところで話し合ってたんだ、結局この先生も私に治療継続を説得しに来ただけだと思って。お腹の管（腹水を抜くドレーン）もなかなか抜いてくれなくて、これが抜けないと帰せないみたいに。管を理由に私を拘束する気かって。それでドレーンつけたまま帰る準備して出て行こうとしたら、看護師さんが慌てて止めに来て。悪いことしたなと思ったけど、やっとドレーンも抜いてくれて、退院の手続きをしてくれた。ここまでしないと帰してくれないのかと恐ろしかった」と話されました。

　ナイチンゲールは、「病気の本当の苦悩について、良く知り良く理解している人の何と少ないことか。健康な人間が、看護師でさえも、我が身を病人の生活に置き換えて考えたりすることの、何と少ないことか」[23] と言われています。Dさんの事例は医療が優先され最善を尽くそうとした結果であると思いますが、誰のための医療なのか、本人の最善を考える意思決定支援の大事さを痛感させられました。

　その後のDさんは、換気、陽光、清潔、静けさも十分な在宅で、自由な生活をされました。本人も自分の選択に間違いなかったという思いを話されていました。そうして宣告された余命よりも1年長く生き切って人生を全うされました。

　この事例から、ナイチンゲールのこの文章が浮かびました。

「多くの人々は内科的治療がすなわち病気を癒す過程であると思っているが、そうではない。内科的治療とは、外科的治療が手足や身体の器官を対象としていると同じに、身体の機能を対象とする外科的治療なのである。内科的治療も外科的治療も障害物を除去すること以外には何もできない。どちらも病気を癒すことはできない。癒すのは自然のみである（中略）このどちらの場面においても看護がなすべきこと、それは自然が患者に働きかけるのに最も良い状態に患者を置くこと」[24] という言葉です。とても考えさせられました。

おわりに

　今回、訪問看護の事例をナイチンゲールの看護思想に照らし合わせて考えてみました。まだまだ理解不足や解釈不十分なところもあります。しかし、事例を通して考えまとめたことで、ナイチンゲールの看護の一つ一つの奥深さを実感することが出来ました。看護がなすべきことは、自然が患者に働きかけるに最も良い状態に患者を置くことです。その大切さを利用者一人一人から教わりました。これからもナイチンゲールの看護思想を心に留めながら実践していきたいと思います。

文献

1)　フローレンス・ナイチンゲール　湯槇ます他訳　：　看護覚え書　現代社　1990　p2

2)　前掲書1)　p11

3)　前掲書1)　p2

4)　前掲書1)　p26

5)　前掲書1)　p22

6)　前掲書1)　p9

7)　前掲書1)　p15

8)　前掲書1)　p53

9)　前掲書1)　p53

10)　前掲書1)　p69

11)　前掲書1)　p76

12)　前掲書1)　p78

13)　前掲書1)　p79

14)　前掲書1)　p79

15)　金井一薫　：　イラスト・図解でよくわかるナイチンゲールの看護覚え書　西東社　2016　p53

16)　前掲書1)　p87

17)　前掲書1)　p93

18)　前掲書1)　p93

19)　前掲書1)　p94

20)　前掲書1)　p96

21)　前掲書1)　p97

22)　前掲書1)　p187

23)　前掲書1)　p163

24)　前掲書1)　p211

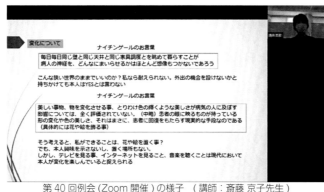

第 40 回例会 (Zoom 開催) の様子　（講師：斎藤 京子先生)

2. 研究会における討論・学び・気づき

1）ディスカッション1：換気をする看護がその人が持つ苦悩を軽減することができるか

・患者の病院や在宅である環境があり、またその人が望む環境があると考えた。人工呼吸器を使用中の患者は音が気になったりするが、それが原因で窓を開けずに換気をしないということではないのではないか。その人自身の環境、風を感じたり、匂いであったり、空気を入れ換える単純な作業だけではなく、換気が持つ力は形が違ってもその人や場所などによって変わってくるのではないかと感じた。

⇒私たちは換気というのは、自然が回復力を妨げない、自然治癒力を発揮しやすい状態にもっていくことが看護だとナイチンゲールは言っている。人工物（消臭剤など）は、決して自然が癒やすということに繋がらないのではないか。たとえ、人工呼吸器の音がうるさくて、窓が開けられないということであっても、そこを工夫し、大切さを理解してもらうことが難しいことではないと考える。窓を開けることを家族に理解してもらい、音がうるさいのであればそれをどうしていくかを工夫してもらう。家族に、換気が持つ意味の捉え方をどう変容できるのかということが重要ではないかと考える。ナイチンゲールは、自然の恵みを受けるということに持って行く必要があるのではないかと考えている。

・匂いは、雨の匂いが好きな人も、風を受けることが好きな人もいて、季節を感じる方もたくさんいるのではないかと考える。音に関しては、音がうるさいから換気をしないということではなく、換気の必要性を伝えていくことが重要であると感じた。看護師がどのように働きかけ、家族に換気が必要な場面やどのような方法で換気をするのかを伝えることで理解につながり、実際に換気ができる行動に繋げることが必要であると感じた。

⇒換気をどのように理解をしてもらうのか、たかが換気、されど換気であり、利用者や家族に換気の重要性を理解してもらうのは非常に難しい。講師自身も何年も経って、換気の重要性を理解し、腑に落ちた状況であるという。初回の訪問看護で1から10まで説明していくことは非常に難しいのではと考える。

・換気にはいろいろな意味があり、特にコロナが出てきてから空気中にコロナウイルスがある、ないと感じる人と物理的な話であるというように捉える人と、閉じ込められた人が外で風を

感じて気持ちいいと捉える人などいろんな人がいるのではないか。匂いは窓を開けることで解放してなくなるものと、風を感じたり、晴れた日が気持ちいいということを感じる換気、があるのではないかと考える。何のために換気を行うのかということを利用者や家族に感じてもらう。在宅は人工呼吸器を装着している方が車椅子で外を散歩することがあるが、自然に触れて良い表情が出ることがある。そのような意味の換気であれば、家族も同様の体験をしていると思う。看護とは難しいことではなく、私たちが生活者として気持ちよいと感じたことを、利用者さんにもしてもらいたい、してあげたいと思うことを伝えることが、家族の理解に繋がるのではないかと思う。

・外に連れ出すことなどでその人が自然に触れられるので、これも換気の方法のひとつだと思った。

2）ディスカッション 2 :「看護覚え書」の初版は女性にむけてかかれているが、介護を担う家族、ケアマネ、連携する人々にどうやって説明すればいいか。

・説明はその人それぞれだが、換気についての捉え方を考慮し、たかが換気だが、本人への意識を向けないとできないのではないか。本人がどう思っているのか、家族がどう思っているのかを考え関心をみせないと届かない。その方の苦悩なども背景にでてくるのかと思う。関心をもちながら働きかけをすることが大切であると感じた。

・認定看護師として、利用者達が安心、安全で暮らせるようにしている。職員には、知識を深めるために教育などもしていかなければならない。ケアマネからは限度額内で収めたいこともあるが、換気などのケアが必要であることをどのように説明していけばよいか考え、指導していくことが必要である。

3）ディスカッション 3 : 換気、清潔、陽光と問題の多い事例にはどのように観察すればよいか。

・環境では、家族の環境を変えたり、人間関係の構築に時間がかかったりする。家族の思いは

よくわかるし、利用者が自然を感じて欲しいと思うということが妨げられてしまうのではないかという葛藤も考えられる。息子さんの立場を考え、認知面など考えると難しいかもしれないが、喜びに繋がるような話し合いの時間を持つ必要がある。また、サービス担当者会議などで連携し情報交換をしながら、どういった環境が整えられるかを考える必要がある。救急外来の受診が減ることで、息子さんは安心し、人との関係性を結びつけることができるのではないかと考える。難しい事例であり、換気ひとつにしても、爽快感に結びつけるまでに時間がかかると思われるが、息子との中できっかけが見つけられたらよいと考える。

・息子さんの課題が奥深く、1人で母親を守ってきたところがあった。訪問看護だけの場で関わっており、人との信頼関係が成り立っていないが、助けて欲しいと思われているのではないかと思われる。母親を喜ばせると、息子も安心するため、やはり関係性のそこをきっかけとして、変化を少しでも見出す必要がある。社会の中で孤立しないように訪問看護者が入って変化を感じさせることが必要であると考える。

・訪問看護で換気が大切と思ったのは、部屋の中が匂っていたり、入浴も嫌がってしないことなどで身体からの臭気が漂い、その臭気が気になり、自然に窓を開けて換気を行っていることからである。芳香剤も置いていたが、なかなか気休めにしかならない。やはり、元の臭気の原因をなくさないとなくならない。それを本人にも理解してもらうことが必要だと再認識した。訪問看護師やヘルパーにも伝え調整していくことも大切だと思った。

・訪問看護ではドアを開けたり、窓を開けたりすることが難しいことであると感じた。

・臨床で精神科の訪問看護で在宅に行くことがあるが、病院では看護師が主体となって動くことが多い。しかし、利用者の自宅に行き活動する分には、思うようにできないことがあると感じた。ナイチンゲールの言っていることをいかに取り入れようかと工夫していることに感銘を受けた。換気について、ナイチンゲールは人間が持つ自然に回復しようとする力を最大限に引き出せるように持っていくことが大事であると考えている。いかに新鮮な空気を肺に取り込んで、ガス交換を行い、細胞を活発化させて自然治癒力を促すことが大切である。そこをいかにできているかどうかを私たち看護師が環境としてとらえていくことが大切である。またそれが、小管理につながっていくのではないかと感じた。また、自然を感じることや、四季を感じることは大切であるが、換気が後回しになってしまうという意見もあり、ヘンダー

<50>50</50>

ソンでは１番初めの項目が「正常に呼吸ができる」である。学生のときには「患者さんの呼吸はどうか」などと聞いたりすることもあった。他の理論家は呼吸が大切だと言うが、臨床ではナイチンゲールが言っている換気が置き去りになるという矛盾を感じることがある。あらためて換気の重要性が大事な部分であると感じた。また、窓を開ける、ということは誰でもできるかもしれないが、適切にガス交換ができ、患者が新鮮な空気を取り入れて自然治癒力が最大限に発揮できるのかということは看護師が判断し行動しなければいけないことである。そこまでを踏まえた上での行動が換気というのではないかと感じた。また、人的環境を含めて、小管理をしていくことが望ましいのではないかと感じた。人間の周囲を取り巻いている環境を理解した上で私たちに何ができるのか考えていかなければならないと学んだ。

・入院生活と介護を経験しているが、勉強になった。ナイチンゲールはスクタリ（トルコ）で大変な思いをしている患者の家族と連絡をとって手紙を返信してもらうように働きかけていた。変化をつけるということ、まさにこのようなことが看護なのではないかと思った。

・今、大学院で学んでいて、ナイチンゲールのおかげで看護は理論体系がしっかりしていて、教育体制や看護組織がしっかりしている。理論が実践につながり、実践が組織や看護管理にも繋がっている。このようなことが病棟看護、在宅看護に広がりを見せていると感じた。

・環境について、１年生の導入実習にいき、精神科に実習に行ったときに部屋が明るく、自然の光がさしたり、緑が窓から見えたりしていた。その上、窓が開くようになっていて危機管理がしっかりできている中、風が通っていた。入院しながらその人らしい生活を送れるようにとても良い環境であった。急性期病院とは違った環境であった。その人らしさは大切であると感じたが、その人らしさを考えて看護を提供して行く必要があると感じた。

・今回、事例を通して臨床の看護師に戻った感覚になった。また、日々の生活が忙しくナイチンゲールの「看護覚え書」で、換気や小管理などを再度読み返してみようと思った。

・単に窓を開けて換気をするだけでなく、外と同じ新鮮な空気を身体に吸収できることは、自然治癒力に繋がっていると感じた。心理的な面の問題でも病気の回復に繋がるということを捉え直すことができた。

3．研究会における学び・感想

1）研究会に参加して「看護とは何か」を考える

堂脇　かおり

　研究会に参加して、訪問時の換気の場面におけるナイチンゲールの看護思想を基に「看護とは何か」を考える機会を頂いた。

　ナイチンゲールは、換気と保温について、『看護の第一原則は、屋内空気を屋外空気と同じく清浄に保つこと』と示し、また、看護について、『看護とは、新鮮な空気、陽光、暖かさ、静かさなどを適切に整え、これらを活かして用いること、患者の生命力の消耗を最小にするように整えること』と述べている。換気は、ただ窓を開け機械的に空気を入れ換えることを意味するのではない。ナイチンゲールは、『患者が呼吸する空気を、患者の身体を冷やすことなく、屋外の空気と同じ清浄さに保つことなのである。ところが、このことほど注意をはらわれてないことはない』とも述べている。また、換気をおこなうには、新鮮な空気をどこから採り入れるのか、どのタイミングで行うか、直接、空気の気流が利用者の肌に触れないように体温を奪われないような保温や室温管理について問うている。

　在宅の換気は、不快な匂い（臭気）を採り除くことを目的として実施していることが多い。在宅における生活の匂いは、調理後の匂いであったり、食後の匂いであったり、体からの匂い、排泄による不快な匂い（臭気）など様々な匂い（臭気）がある。そこで、斎藤先生は、訪問での排泄援助において、排泄による放出された不快な匂い（臭気）の中に利用者がいること、利用者の匂い（臭気）に対する思いを知ること（利用者の家族から疎外感を持たれる辛さ、気持ちの落ち込み）、匂い（臭気）がもたらす精神的な影響が回復しようという回復過程を妨げていること、利用者、家族の関係性をも変えるような影響を及ぼすことを知らなければならないと示唆された。換気の行為は、清潔な空気を採り入れる細心の配慮を行うことで、回復過程を整えることになると、ナイチンゲールの看護思想を学び再確認することができた。ナイチンゲールは、換気について、「一定時間ごとに窓を開け、それ以外の時間は閉めておくことではない。そのようなことをすれば、患者を何回も温度の急激な変化という危険にさらすことになる」と述べている。ここでは、換気が与える影響は、注意をしなければ、危険になることがあることと、窓を開ける(換気)だけでは、本来の換気の目的は果たせず、看護ではないことを示唆している。訪問時に遭遇する場面において、換気の必要性を考え、適切な看護を行うことが必要である。適切な看護とは、患者の身体を冷やすことがないことを示している。訪問看護師は、在宅生活において、回復過程を妨げる原因や生命力の消耗があるならば、最小限にするように整えることが必要であり、在宅の特徴を把握

する必要がある。特徴として、在宅で生活環境を整えるには、時に、人（家族）、物、経済状況に左右されることがある。病室で環境を整えるようには、スムーズにいかないことがある。しかし、看護を行う場所が異なっていても、看護の本質である看護を行うことは、どこであっても普遍性があると思っている。そのため利用者の日常生活の変化をみのがさないことが訪問看護の要であり観察が重要となる。利用者に適切な看護を行うための状況を観察し判断する。換気について考えると、居室内の構造に伴う空気の流れに沿って、清潔な空気を採り入れる。換気の間も保温を保つための自宅にある資源の確保など、観察を通じ把握することで配慮のある適切な看護ができると考察する。

　在宅は、その人が生活を通じて生まれた習慣や家族と過ごす時間や、人生の様々な計り知れないその人となりが潜んでいるところだと訪問看護師としての経験から実感している。訪問看護師は、その人の生活習慣を知り、回復過程に影響が及ぶ事であれば、少しでも好転するように看護として働きかけている。在宅におけるナイチンゲールの看護思想は、常に利用者の立場で、必要な看護とは、利用者にとっての看護であることとは何なのか問いかけている。訪問看護として、その人らしい生き方を尊重した生活に寄り添う看護を続けることで、利用者、家族との信頼関係が築け、長年培われてきた習慣や生活環境を少しずつ整える関わりが持てると思われる。適切な看護として回復を妨げる原因にアプローチすることができたとき、利用者の生命力の消耗を最小限にすることができるのではないかと考える。

　研究会では、在宅における換気の場面を通じて、適切な看護とは、利用者、家族である介護者も含めた看護の必要性と回復過程を促すうえで、家族という人的環境が影響することや、生活における思いや苦痛を看ることが必要であること、その人らしさを尊重し、病気を焦点化するのではなく、利用者、家族にとって適切な看護を行うために必要ことは何かを考え、ナイチンゲールの看護思想から「看護とは」を再認識する機会を得た。私にとって、在宅での生活を望む利用者（療養者）の持つ自然治癒力を高め回復を促し、苦痛を緩和する看護を実践するために、ナイチンゲールの看護思想は羅針盤である。在宅で看護の方向性を考える時、『看護とは何か』、生活している環境に目を向け、何を整える事が必要なのか、『看護であること』を実践できるように自己研鑽をつづけたい。

　認定看護師（訪問看護）として日々ご活躍されておられる斎藤先生から、在宅におけるナイチンゲールの看護思想の実践について、ご教授いただけましたこと感謝いたします。とても生活に寄り添えている看護が心を温かく優しい感情に満たされました。

２）―在宅看護における個別性を考えて―

戸島　辰徳

　看護学生の頃、在宅実習の指導者から在宅看護はたとえば週に１度、１時間の訪問時間で１週間の看護をしなければならない、そのためには、看護師が直接介入できていない時間を他職種連携だけでなく、利用者本人と家族が在宅で過ごすことが継続できるように働きかけることが最も重要になると学んだ記憶がある。そのとき、継続的に住み慣れた家で、家族のもとで、療養生活が送れるように看護は存在することが大切だと思った。

　昨今、地域医療構想の推進や地域包括ケアシステムの構築から在宅での生活支援がより一層強化されており、これまで療養病院や施設での生活を余儀なくされた患者がさまざまな社会支援を得ながら在宅で生活されている。入院患者が在宅復帰される際には、多様性のある患者が多様性を維持しながら、在宅での生活を獲得する機会が増えてきている印象をもっている。

　そんな在宅生活の中で、ナイチンゲールの看護理論はどのように活用できるのだろうか。在宅での対象者は利用者本人だけではなく、家族やその地域を含めた環境が存在する。講習会での事例では、室内の排泄物により汚染された空気を取り込むことで利用者自身が自らの各器官に影響する可能性やその臭気により家族とのつながりまでも阻害してしまい、精神的な影響も生じてしまう可能性があり、利用者の回復過程を妨げることになっているのではないかと仮定されていた。ナイチンゲールは「患者が呼吸する空気を、患者の体を冷やすことなく、屋外の空気と同じ清浄さに保つこと」[1] が最も重要であると述べている。そして、その空気が清浄である必要性についても解かれている。この事例から在宅における換気の重要性が理解できる。新鮮な空気が臭気を払い、室内環境を整えることで、自らの生命力への影響だけでなく、家族とのつながりまでも改善していく。この換気が意味するものは単純な空気の交換ではなく、その利用者を取り巻く環境を整えられる方法に通じるのだと感じた。また、この事例では利用者自身と家族がその必要性を理解し、継続して換気を行うことの難しさを唱えられていた。これは私が学生時代に習ったことと重なる。ナイチンゲールは「あなたがそこにいるとき自分がすることを、あなたがそこにいないときも行われるように対処する方法を知らなければその結果は、全てが台無しになったり、まるで逆効果になったりしてしまうだろう」[2] と述べており、小管理の重要性を唱えている。換気がその環境の元で正常に整えられるためには、その方や家族にとって換気がどんな意味をもっているのか、どんな効果をもたらしているのか、換気から得られたこれまでの経験などを考慮しながら換気の必要性を解いていかなければならない。多様化した利用者や地域特性に合わせた環境の個別性を看護職は捉え、その人や家族や他職種との連携でそれを管理していくことが重要になると考える。

　今回の研究会に参加し、在宅看護での学びは病院看護でも重要になっていることであり、病院という統一された環境の中でも患者ごとに必要な個別の環境を整えられるよう実践に活かしていきたい。

　「ナイチンゲール看護研究会・滋賀」7月例会を開催いただきました城ヶ端初子教授をはじめ、運営事務局の皆様方に感謝申し上げます。

参考文献

1）　フローレンス・ナイチンゲール　湯槇ます他訳　：　看護覚え書-看護であること・看護でないこと-、改訳第6版　現代社　2010　p21

2）　前掲書1）p64

3）在宅におけるナイチンゲールの看護思想の実践からの学び

岸本　沙希

はじめに

　在宅医療は、近年地域包括ケアシステムの構築により、ますます注目されている。今後、医療計画、地域医療構想や地域支援事業（在宅医療・介護連携推進事業）により、24時間切れ目のない在宅医療の提供体制を多職種の協働の下、実効的に機能させていかなければならない[1]と言われている。在宅看護は自宅での生活を支え、患者の病気と折り合いを付けながら患者らしい人生を送ることができるように支援する必要がある。今回、在宅での現場における看護ケアのお話を聞かせていただいた。救急外来で働いていたとき、在宅から救急へ受診される患者も多く、在宅看護の事例もとても興味深く聞くことができた。在宅でのナイチンゲールの看護思想を事例とともに考えることで、病院によるケアの違いや病院と在宅との連携の重要性に対し、考察するきっかけとなったので以下に述べていきたい。

在宅におけるナイチンゲールの看護思想と病院での違い

　在宅看護は患者が自宅で安心して自分らしく過ごすことができるように援助する必要がある。在宅では患者の居住する生活の中の一部に、ナイチンゲールが重要だと言っている換気や保温、物音、変化が組み込まれているのではないかと考える。これは、患者のみならず、家族も一緒に自然に生活することで取り込まれることなのではないかと思われる。病院では、換気をしようとしても「病院内は空調設備が整っている」とか「窓は鍵が閉まっていて開けることができない」

などの制限があることが多い。しかし、在宅では看護師が患者や家族に働きかけ自然に換気をする行動がとれることや、保温を意識することで生活の習慣にすることができる。さらに患者にとっても自然を取り入れ気持ちの良い風を感じるよいきっかけとなるのではないかと考える。私が救急外来で勤務していた際、救急外来の窓は、上部から少し光が入る程度で開く窓ではなかったため、換気をすることが出来なかった。しかし、救急外来では病院全体で空調管理が行われていると看護師は認識しているため、「換気をしよう」という行動は滅多になかった。救急外来では、重症患者にはモニタリングが必要であり、カーテン1枚の仕切りでオムツ交換を行うこともある。このような場合も臭気が漂うことがあれば消臭スプレーで対応していることが多かった。しかし、ナイチンゲールは看護の目的の第一は、患者が呼吸する空気を外気と同じく清浄に保つところにある[2] と述べている。患者の呼吸は救急領域においても、一番にフィジカルアセスメントをすることが重要である。病院の環境においても、呼吸をすることと同じように環境を保つことを看護師が整える必要があると考える。在宅でも、このような認識を持つ看護師の援助により、主体的に環境を整え換気を意識することで、外気を取り込む習慣をつけることができるのではなかろうか。また反対に、病院でも在宅と同じように看護師がナイチンゲールの述べる環境を意識しながら援助することで、患者にとって必要で最良な環境を整えることができるのではないかと考える。

　脳梗塞の半身麻痺で膀胱留置カテーテル装着中の患者の自宅で、普段から尿臭が漂っていた。その患者はさらに圧迫骨折をした。またこの家では本人だけでなく、家族も臭気に耐えられず不快な思いをしていたという事例があった。この事例では、圧迫骨折をしてしまったことでサービスが入り、毎日陰部洗浄を行う計画が入ったので、それ以降は、自宅内の悪臭が軽減し、家族も臭気のことを訴えなくなったということであった。これはナイチンゲールが述べるように「換気をすればいいというものではない」ということが理解できた例である。ただ単に換気を行い、臭気を追い出せていても、その臭気の元を考え、ケアにつなげなければ意味が無いということである。毎日の陰部洗浄は患者にとって必要な清潔ケアであり、その実施で、臭気も減少し在宅で療養しやすい環境が作られたのではないかと考える。

　また、在宅療養中であるALS患者についての事例では、看護師の精神的支援の重要性を感じた。患者は人工呼吸器を装着しており、瞬きか文字盤でのコミュニケーションが必要であった。しかし、コミュニケーションも伝わらないことが多く、イライラすることで文字盤も積極的に使用せず、テレビを見るか音楽を聴くかの生活ということであった。患者のALSであるという背景もあり、私だったらどのような看護ができるのだろうか、と考えた。しかし、母親とともに写真を見て話しかけた時に、顔色が赤らみニヤッと口元が動いたということであった。ナイチンゲールは、変化という救いの手がさしのべられない限り、つきまとって離れぬ想いから逃れることは不可能[3] だと述べている。つまり、ALSという難病により制限されている患者に対し、患者の関心のあることや、生活背景から思いを汲み取り、変化をもたらすことで、少しでも精神的苦痛を軽減でき

た看護であるのではないかと考える。また、このような ALS であることから、言語的コミュニケーションが困難であっても、患者の傍にいることで安心できる空間を作ること、タッチング、声かけも必要な看護のひとつである。患者のニーズを理解し、援助を考える必要がある。ナイチンゲールは、患者の顔に現われるあらゆる変化、姿勢や態度のあらゆる変化、声の変化のすべてについて、その意味を理解すべき[4] と述べている。看護師は患者の少しの変化も見逃さないよう、観察力はとても大切である。身体的なことだけでなく、精神的、社会的な側面からも観察を行い統合して判断することで、看護師は患者が求めているニードを理解し、満たせるように援助していかなければならない。そのためには、看護師の観察は非常に重要であり、患者の個別に合わせた対応方法を考え援助していく必要がある。

まとめ

　ナイチンゲールの看護思想の実践を通じて、在宅療養の環境を整えること、また、患者と１対１で信頼関係を深めながら家族と一緒に個別に合った在宅看護の必要性について考えることができた。在宅では、患者が自宅で安心して暮らすことができるように援助する必要がある。病院に入院していても、「どうしても自宅に戻りたい」という患者は多い。やはり、病気を抱えていても、住み慣れた自宅で自分らしく家族とともに過ごすことを望んでいる。在宅で過ごすために看護師は、医療サービスの充実などにも目を向けつつ、看護師として安心できる環境を作ることが重要である。

　近年、病院では早期退院が求められ、在宅へ繋いで連携していくことが必要となる。看護師は病院との連携を大切に患者１人１人が安心して暮らせるように、患者の思いを尊重しながら充実した在宅看護が提供できる未来にしていくことが求められる。

文献

1）　厚生労働省　：　全国在宅医療会議　基本的な考え方等について

　　 https://www.mhlw.go.　jp/file/05-Shingikai-10801000-Iseikyoku-Soumuka/0000157907.pdf.

2）　フローレンス・ナイチンゲール　湯槇ます他訳：看護覚え書-看護であること看護でないこと-改訳第7版　現代社 2019 p21

3）　前掲書2）　p107

4）　前掲書2）　p228

第４章　「臨床看護におけるナイチンゲール看護思想の実践」
―≪小管理≫を通して―　（第４１回例会活動内容）

１．研修内容

吉永　典子

１）日本の看護におけるマネジメントの考え方の変遷

日本の看護におけるマネジメントの考え方の変遷

年代	日本の動き
1859	「看護覚え書」出版　「petty　managemen」（小管理）
1868（明治元）～ 1869（明治2年）	戊辰戦争の折、負傷兵に対して藩士の妻や娘による看護（女性による戦時救護活動の始まり）。官軍負傷兵の治療病院であった横浜軍陣病院（イギリス人院長）で女性看病人が導　入 （日本初の看護婦、公立外科病院）
1884（明治17年）	有志共立東京病院看護婦養成所 （東京慈恵会医科大学看護学科の基）
1895（明治28年）	日本に「看護覚え書」が紹介される
1900（明治33年）	「看病婦長服務心得書」・・このなかに流れる監督、とりしまりの思想は、100年以上たった現在でも、看護組織のなかで伺い知ることができる（看護管理）
1945（昭和20年）	GHQ（連合国軍最高司令官総司令部）の指導のもと、看護制度の改革
1948（昭和23年）	「保健婦助産婦看護婦法」制定
1955（昭和30年）	国立病院発足時の組織に「看護部門」の設置はない
1958（昭和33年）	基準看護へ　（昭和25年　完全看護）・・診療報酬上
1994（平成6年）	健康保険法改正して、付き添い看護制度廃止
2022年（令和4年）10月	診療報酬改定　看護職員処遇改善評価料

スライド１

　ナイチンゲールは1820年に誕生し、1854年に34歳の時に従軍看護団を率いてクリミア戦争に行っている。1858年に「病院覚え書」、1859年に「看護覚え書」を出版し1910年90歳で逝去している。このころの日本の現状を見てみる。1868年（明治元年）、戊辰戦争の折、負傷兵に対して藩士の妻や娘による看護（女性による戦時救護活動の始まり）がなされ、官軍負傷兵の治療病院であった横浜軍陣病院（イギリス人院長）で女性看病人が導入された。これは日本初の看護婦で日本初の公立外科病院といわれている。1884年（明治17年）には有志共立東京病院看護婦養成所（東京慈恵会医科大学看護学科の基）が開設された。このような中、1895年（明治28年）に、日本に「看護覚え書」が紹介された。1900年（明治33年）には、わが国で最初の看護マネジメントについての記述書と言われる「看病婦長服務心得書」がだされたが、現在の看護師長の役割とはずいぶん異なる内容が記載されている。「この中に流れる監督、とりしまりの思想は、100年

以上たった現在でも、看護組織の中で伺いしることができる」[1] と述べられている。看護師長の心得であるにもかかわらず、スタッフに何かあれば「教務主任・庶務主任に報告する」ことが義務付けられていたり、患者・付添人・見舞い人を監視し報告義務があると記載してある。第 2 次世界大戦敗戦後、1945 年（昭和 20 年）には、GHQ（連合国軍最高司令官総司令部）の指導のもと、看護制度の改革が行われ、1948 年（昭和 23 年）に「保健婦助産婦看護婦法」が制定された。その後、1955 年（昭和 30 年）、国立病院発足時の組織図には独立した「看護部門」は設置されていない。診療報酬上、1950 年（昭和 25 年）に完全看護となり、1958 年（昭和 33 年）基準看護に変更された。しかし、健康保険法改正にて付き添い看護制度廃止はつい最近の 1994 年（平成 6 年）であった。私自身、看護師になったのは平成 3 年である。当時から「完全看護」という言葉を患者・家族からもよく耳にしていたが、いつのまにか「完全看護」という言葉も聞かなくなったことにこの歴史を見返しながら気づいた。そして、2022 年（令和 4 年）10 月から診療報酬改定により「看護職員処遇改善評価料」が算定可能となり、条件を満たした病院（救急医療管理加算算定病院で救急搬送件数が 200 件以上、または救命センター等）は、患者から看護師の処遇改善のための評価料を 1 日当たりごと請求できるようになった。現場で働く看護師として、国の対策はありがたいと思う反面、入院患者から看護師に評価料としてお金を頂くことに関し、改めて患者に対しての自分たちの仕事の責任を重く受け止める必要があり、看護職員全員がこのような意識をもつように働きがけをすることが重要と考えている。

2）「看護覚え書」の対象者は誰であるのか？

ナイチンゲールは「看護覚え書」の最初の「はしがき」に誰向けの本であるかを以下のように記載している[2]。

そもそも「看護覚え書」の対象者は？
「はしがき」より

以下の覚え書きは、看護婦に看護を学ばせるための考え方の規範を示したものでは決してなく、まして看護婦に看護の仕方を教える手引書でもありません。この書は他人の健康に直接責任を負っている女性たちに、考え方のヒントを与えるためにのみ書かれたものなのです。イギリスにおいては、すべての女性、少なくともほとんどの女性は、一生の間折りに触れて、子供にしろ病人にしろ誰かの健康を預かることになります。言い換えれば、すべての女性は看護婦だということです。日常の衛生知識や看護の知識、すなわち身体をいかにして病気にならないような、また病気から快復できるような状態におくかといった知識は、世の人々が考えている以上に重要な位置を占これは誰もが持つべき知識であって、専門家のみが持ち得る医学的知識とは全く別のものなのです。

スライド 2

まとめると、「看護覚え書」は、看護することを教えるマニュアルではなく、他者の健康について個人として責任を負う女性に考えるヒントであると述べている。このことから「看護覚え書」は一般女性に向けに書かれたものであると言える。現代のジェンダー感覚で考えると「一般の人々向け」に書かれた本であり、井部は、『一般教養としての「看護学概論」につながるもの』[3]と述べている。

3）≪ PETTY　MANAGEMENT ≫「小管理」「ちょっとした管理」とは

・現在の看護学生は「看護管理」を学んでいる

　　平成20年カリキュラム改正で、統合分野　看護の統合と実践の項目で、現在の学生は、学生時代から看護管理を学んでいる。看護管理の教科書を見てみると以下の目次で成り立っていた[4]。

　　第1章　看護とマネジメント
　　第2章　看護ケアのマネジメント（患者の権利・安全・チーム医療・看護業務の実践）
　　第3章　看護職のキャリアマネジメント
　　第4章　看護サービスのマネジメント
　　第5章　マネジメントに必要な知識と技術
　　第6章　看護を取り巻く諸制度

　現在は学生時代から、患者個人への看護を実践するだけでなく、看護を俯瞰的にとらえられるよう「看護管理」を学んでいることがわかる。

4）「看護覚え書　～小管理～」からの学びと実践のリフレクションより

「看護覚え書」の小管理の項には以下のことを、ナイチンゲールは述べている[5]。

> 　「この覚え書の中で詳しくのべられているような優れた看護の効果もすべて、たった一つの欠陥から、損なわれたり、完全にだいなしになってしまったりすることがあります。すなわちそれはほんのささいな管理上の欠陥で、言い換えれば、あなた方がその場にいるときにしていることを、<u>不在の際にも行われるように計らう術を心得ていない場合</u>のことを指します

　患者の傍にいるときに実践していることを、自分が不在の時にも実践できるようにしておく必要があると、ナイチンゲールは述べている。そして、これができていないと「優れた看護の効果も完全に台無しになり、積み上げた看護がゼロになる」とも述べている。この言葉を「病院のスタッフ看護師の目線」と「看護管理者の目線」から考え、どのような行為が該当するのかを考えてみた。

【病棟のスタッフ看護師の目線】

　・申し送りを丁寧に行い、患者個々の看護計画の立案・修正を行なう

　・マニュアルの遵守

　・必要事項を記録に残す行為

　・病棟全体の環境調整

　・看護師の患者に対する態度（接遇）

　・看護業務のスムーズな遂行　　　等

　患者を 24 時間 365 日受け持つ看護師の行為としては、上記のような行為などがあてはまると考える。つまり「情報共有」が重要であると考えることができるのではないか。

【看護管理者目線】

　・病棟スタッフが上記の行動について実践できているかの確認

　・マニュアルの有無の確認、実施状況の確認

　・勤務表作成

　・心理的安全性のある職場風土の醸成

　・理念や目標

　「担当看護師」や「看護管理者」が不在でも、いつもと変わらないケアが実践できるような体制をつくることが重要であると考える。病棟などを管理している看護管理者の視点で考えると、「情報共有しやすいシステム・体制構築・風土づくり」が大切であると言えるのではないか。

5）「小管理」から看護チームを考える

「小管理」には、看護チームを推進する以下のような言葉が書かれている[6]。

> 　たとえ、自分の健康や他の仕事を犠牲にしても、<u>この小管理が欠けているために、</u>熱心さはその人の半分以下でも自分不在の際にもその仕事が行われるように計らえる技術を持った人と比べて、<u>半分の効果も上げられない</u>のです

> 　すなわち<u>前者に世話される患者</u>は、後者に世話される患者に比べて、<u>十分な看護は受けられないだろう</u>ということです

> 　あるいはたとえそのことに思いに至ったとしても、その献身的な友人や看護婦がそこから考えるのは、患者の傍を離れる時間をできるだけ短くしようとすることであって、<u>患者に必要な看護の要点が、自分のいない間もずっとおろそかにされないように取り計らおうとはしない</u>のです

> 　<u>自分がいようといまいと、いつでも事がきちんと運ぶ手立てを整えておける</u>なら、患者はそういう心配を一切しなくて済むのです

> 　「不在」そのものが悪いのではなく、<u>「不在」を補う管理が欠落していたことが責められるべき</u>なのです

　受け持ち看護師としての役割を果たすために、その患者に対して一生懸命になりすぎるあまり、休日でも「患者さんの事が気になって」と出勤してくるスタッフを見たことがある。一生懸命看護することは素晴らしいことであるが、ここでナイチンゲールは、自らが「常に患者の傍にいよう」とするような中途半端なやり方はかえって患者の不安を募らせると述べている。1人の看護師が24時間365日ずっと患者の傍にいることは不可能であるからである。そして、小管理をしていない一生懸命な人は、小管理をしている熱心さが半分以下の人に比べ、半分の効果もあげられず、患者は十分な看護が受けられないとも述べている。個別性のある看護計画の立案は、看護師が交代してチームで実践していくためには必要な情報であることがわかる。看護計画は受け持ち看護師が不在でも、その患者に「必要な看護の要点」を記載したものであり、受け持ち看護師が不在であっても継続的に看護実践するために重要なものであることを再認識することができた。

【事例】

　　私は看護管理者として病棟管理をしていた時、スタッフとの面談で対応に困ったこと
があった。それは、ある副主任に、副主任としての役割を果たすために褥瘡マニュアル作
成を依頼した時であった。副主任は「自分は受け持ちをしている時はきちんと、その患者
の褥瘡管理をしています」と答え、褥瘡マニュアル作成依頼に、前向きではなかった。また、
私としては、副主任としての役割遂行のためにも、マニュアル作成に取り組んでほしいと
伝えたが、副主任の心の中はきっと、「好きで副主任になったわけでもないのに」という
否定的な思いであったことが想像できた場面である。ナイチンゲールの小管理についての
学びにより、今なら私は看護管理者として副主任に以下のような発言をするだろう。副主
任に「ナイチンゲールは、自分がいないときも看護が継続されないと、それは看護ではな
いと言っています。あなたの褥瘡ケアは素晴らしいので、その実践を、あなたがいないと
きでもスタッフみんながいるようにマニュアル作成をおねがいできないかしら？」と、
ナイチンゲールの小管理を学んだ今なら伝えることができる。普段から「看護」を意識し
て実践している看護スタッフなら、このような動機づけの方がよかったかもしれないと反
省する場面である。

6)「責任者である」ことはどういうことか

　　ナイチンゲールは「責任者である」ことを以下のように述べている[7]。

> 　　<u>責任者たる人物は</u>（なすべきことをいかに常に自分自身で行うかではなく）<u>なす</u>
> <u>べきことが常に行われるよう、いかに手立てを講じるか</u>、という簡単な問いを常に
> 自分になげかけてほしい

> 　　これこれの患者が放っておかれたとか、これこれのことがなされていなかったと
> いう場合に、<u>自分が「その場にいなかった」からと弁解するとしたら、それは看護</u>
> <u>婦や管理者としてお粗末だ</u>ということの証拠です。・・それはいかなる時にも<u>患者へ</u>
> <u>の配慮</u>は、断じて<u>おろそかにされてはならない</u>ということです

> 　　「責任者である」というのは、単に自分自身がしかるべき処置を取るだけでなく、
> <u>誰もがそれを行うようするための手立てを講じる</u>ということ

> 　　べてを自分でやってしまうことでもなければ、それぞれの仕事に大人数を配する
> ことでもなく、<u>各自が自分に割り当てられた仕事を確実に行うよう計らうこと</u>

責任者たる人々は、「自分がいないと皆が困る」ことに、すなわち仕事の段取りや手順や帳簿やその他を、自分以外の誰もがわからなくて取り扱えないことに誇りを感じているようなところがしばしば見受けられる

　　誰にでも理解できて扱えるようにそれらの手順が行われ、備品や帳簿や会計その他が整理されていること、すなわち自分の不在の際にも病気の際にも、すべてを他の人たちに任せてもいつも通りに事が運び、決して皆が困ることがないことをこそ誇るべきではないか

　部署の看護管理者はその部署の責任者である。改めて、ナイチンゲールの言葉から「責任者」とはどのような存在なのかを学ぶことができる。新型コロナウイルス感染症が発生し3年が経過した。感染者が増大する中、看護管理者のコロナウイルス感染も避けることができない現状である。突然、コロナウイルス陽性となり、療養のため職場を休む看護管理者が今年は増加した。看護管理者（看護師長）が不在でも、副看護師長や主任に日常から権限移譲をしている看護管理者もいれば、平常より看護管理者である看護師長がすべてを管理している部署とでは、現場の雰囲気は異なった。看護部の支援が必要な部署と不要な部署とがあったように思う。まさに、ナイチンゲールが言っているように、看護管理者が不在でも、誰もが行える環境を平常より準備しておくことの大切さが実践された場であった。

　また、昇進したての看護管理者の中には「自分が休みの間に部署で何か起こったらどうしょう？と不安だから中々休みが取れません。」と言う者もいる。この発言は「管理ができていない」ことを指している。看護管理者には、自分が休みで部署を不在にしていても、スタッフ看護師が看護できる環境を整えておくことが「管理」であることを伝えるのも、看護管理者の育成に必要なことであると考える。

【事例】
　看護師長に昇進した看護管理者から、「毎日患者さんと直接接することが少なくなって、«看護»している気になれません。毎日、何をしているのかわかりません。やっぱり現場がいいです」と相談を持ち掛けられることがある。このような場合、今なら以下のように答えるだろう。「ナイチンゲールは、«あなたがその場にいる時にしていることを不在の際にも行うことが看護»と言っています。看護師長さんが患者のそばにいなくても、看護師長がめざす看護をスタッフが同じように実践できるよう、毎日管理をしてくれているではないですか？毎日の管理は«看護»ですよ」と、悩んでいる看護師長に伝えていきたい。

【事例】

　新人看護師のインシデントからも「責任を持つ」ことについて学びを得ることができた事例がある。新人看護師が就職後 3 か月でインシデントを繰り返していた。教育支援方法など看護師長と相談していたが、ある日を境にインシデント発生がなくなった。看護師長は「手順通り動作確認が実施できるようになった」と評価をしていた。当院では秋に、新人看護師は正規採用になるためのレポートを書くことになっている。そのレポートにその新人看護師は「責任を持った行動をとらないといけないと思った」と記載していた。氷山モデルで考えると表層の「できごと」として、インシデントが多発している現状のみが目につくが、実際は氷山の下部であるパターンや構造、メンタルモデルから振り返ると、インシデントを発生させる行動の原因は、責任を持った行動ができなかったことであると考える。責任を持った行動の中には「手順を守る」ことが含まれている。そのため、新人看護師への必要な介入は「責任を持った行動をとること」に対しての指導であり、支援であった。ナイチンゲールは「いかにして《責任》をもつかがわかっていなかったりということがしばしば浮き彫りになってきます」「各自が自分に割り当てられた仕事を確実に行う」ことの重要性を述べている。Z 世代と言われている若者を新人看護師として教育していくには、「責任を持った行動」とはどのような行動であるのかについて具体的に伝えていく必要があると考える。

7）まとめ

　時代が変わってきている今こそ、「看護であること」「看護でないこと」を考え続ける必要があると考える。また、臨床看護師や看護管理者は、当然のように 24 時間 365 日継続した看護を実践しているが、もっと「看護」を意識する必要があると感じる。「忙しくて看護ができない」と訴える看護スタッフに「看護」とは何かを考えさせ、実際は実践できていることに気づかす環境も必要である。また、最初に記載している「看護職員処遇改善評価料」が診療報酬により算定できることになり、看護師が実践している看護を患者・家族に説明していく必要がある。例えば、褥瘡ハイリスク状態による看護介入に関しても、看護ケアをしなければ褥瘡発生するが、褥瘡発生しない状態はもとの入院前状態と変わらない。しかし、入院前の状態を維持するには看護介入が必要であったことを、患者・家族に説明しないと伝わらない。患者や家族から褥瘡が発生しないためのケアは見えないことが多いからである。このように今後は、看護者は「看護」を意識し、それを患者・家族に伝え共有していくことが必要であり、重要であると考える。

文献

1) 上泉和子他 ： 系統看護学講座 統合分野 看護管理 看護の統合と実践① 医学書院 2020 p11

2) フローレンス・ナイチンゲール 小林章夫他訳 ： 対訳 看護覚え書 うぶすな書院 2015

3) 井部俊子他 ： ナイチンゲールのマネジメント考 組織管理者としての責任 日本看護協会出版会 2022 p6

4) 前掲書1)

5) 前掲書2) p57

6) 前掲書2) p57,61,63

7) 前掲書2) p69-71

2．研究会における討論・学び・気づき

1）ディスカッション

テーマ「患者から診療報酬で料金をいただく（看護職員処遇改善評価料）ような環境の中、看護（小管理を含む）をどのように考えるか」

参加者 看護職員処遇改善評価料について質問：看護職員処遇改善評価料について、看護師だけに手当てがついたのか、ほかの職種にもついているのか、教えてほしい。

講師 この加算料の配分は病院で決めることになっている。当院では、看護師だけで分配されている。近隣の病院では、ほかの職種にも分配されるような話もある。その病院がどのように考え、誰に分配するかを決定している。そのため、事務長や院長が、看護師をどのように捉えているかが重要になると思っている。当院では看護師に配分していただき非常にありがたく思っている。

参加者 管理者の意識は分かるが、スタッフの意識の変化について教えてほしい。

講師 この手当は10月より開始となった。師長には看護部長より手当について説明がされている。スタッフに関しては、この手当を知っているか確認が必要となる。また、この手当を

スタッフがどのように捉えているかこれからの課題だと考えている。

司会 看護師の意識が重要になっていくため、臨床で経験されている方の意見を聞きたい。また、診療報酬が変わっていく中で、看護師はどのようにしていくかご意見があれば聞かせていただきたい。

参加者 看護職員処遇改善評価料が始まったときに、スタッフに給料明細書を見ながらここに手当てがついているかを説明した。スタッフは手当てがついていることを認識していた。しかし、この手当が、どのような経緯でついたのか、どういう背景があってこの診療報酬がついているのか、わかっていない。実際、師長として資料や看護協会の新聞を用いて伝えている。看護協会自体の入会も少なく背景を知っているスタッフは少ないのが現状である。そのため、なぜこの診療報酬が始まったのか、経緯を伝えていくのが師長としての役割だと思っている。現場は、手当ては嬉しいが、背景は知らないため温度差を感じている。スタッフの意識が低い印象である。

司会 看護管理者とスタッフとの温度差はあるが、スタッフに診療報酬が始まった経緯など知ってもらうような働きかけが看護管理者としての役割だと考える。

参加者 医療現場を離れ一般市民として感じることは、TV の報道や実習を通して、コロナで病院
教員の
立場から は大変だったと感じた。そのため、この手当は貰えて当然のものだと感じた。看護師のみではなく、医療従事者の方も大変だったと思う。今回の手当てを当たり前のように受け取るのではなく、講師は、看護にどのように反映させていくか考えていることに感動した。私が臨床にいた頃、看護をどのように伝えていけば良いか考えていた。少し管理者をしていたことがあったが、教育をしていく中で、どのように看護を伝えていくか悩んでいた。当時、ナラティブが流行っており語ることはしていたが、自分の思いだけで、自分の看護を引き継ぐことは難しかった。看護計画においては患者さんの個別に合わせて立案しているが、看護計画に記録として挙げていない看護は沢山ある。例えば、食事の配膳をする際に、トレイの中の位置を患者さんに合わせ変えたりしているが、看護計画にまで記載していない。そういったことをどのように伝えていけば良いのかを考える。そういったことを「食」の授業の際に思い出した。ナイチンゲールが言うように私がいない時も看護を継続できるようにと思っていたが難しさを感じていた。基礎教育の現場で食について考える中で、看護計画がどのように書かれていれば良いか、その事をどのように学生に教えていけば良いかを考えるように取り組んでいる。今回の講師の話を聞いて、看護副部長の立場に

あっても、看護の基礎教育を考えておられる事を知り、うれしく思い感動した。

参加者 看護職員処遇改善評価料というものを知らず、自部署のではどうなのか調べようと思った。処遇改善料をいただくには、看護の質や、スキル、接遇も併せて維持していければいけないと感じた。家族が入院した際に、医療者として看護師の接遇に目が行ってしまう。その際に看護職員処遇改善評価料と聞くと、一般市民として、看護師の接遇が気になる。今後、接遇教育が大事になるのではないか。

2）講義全体を通しての質問や感想

スタッフの立場から、「加算」といわれて上から話がおりてくるが、「加算」のためにしなければいけない内容ばかりで、なぜしないといけないのか現場には伝わりにくく、やらなければならない業務が増え、スタッフの不満が募るのではないか。今回の看護職員処遇改善評価料について、現場のスタッフは、給料が高くなって喜んでいる。しかし、それがどのようなことなのか、スタッフの中で認識されておらず、頑張って接遇がんばろう、看護の質をあげようといった意識の変容には至ってないように感じる。大学院で看護政策について学び、管理者が政策について伝えることも大事だが、スタッフとして自分が伝えられることもあるため、自分ができることを探していきたい。

講師 現場におろすときに理由付けが重要だと感じた。そこの不十分さが自部署の課題であると思っている。今回、看護政策で学んだことを活かして現場の橋渡しをしてほしい。
参加者：新人看護師のリスクマネジメントのところで、各個人の責任感が大事になると感じた。各個人がリスクに対して、感じたり思ったりしないとリスクは減らないと思った。インシデントを繰り返すスタッフに対して、医療安全管理者が直接かかわることはないため、その部署の看護管理者が認識を持つことが必要だと学んだ。

参加者 看護職員処遇改善評価料について、自部署では説明があったが、患者さんの明細に料金が表示されるため、どのような加算なのか、患者さんに説明するのに自分なりの理解が必要だと感じた。また、接遇や看護についてより責任を問われているように感じた。講師の施設ではどのようにスタッフに説明されているのか、小管理としてお聞きしたい。また、誰にこの手当を分配するのか、病院の考え方が大事だと思うので、そのような考え方をどのように伝えているのかお聞きしたい。

講師 どのように伝えていくか、この手当について事務の方から文書が出た。多職種にも分配で

きるこの手当が、なぜ看護師だけに限定されたのか、その経緯についての説明では周りの病院の状況や、看護師処遇改善ということから決められたという説明であった。やはり、事務部から伝えてもらうことが病院として大事だと考える。ただし、看護師の受け止めや、多職種の反応を見ていく必要を感じている。処遇改善料がなぜついているのかなどの意識付けをスタッフにしていく必要がある。今回の手当は、看護を振り返ることや、今後の看護で、しないといけない看護に戻れるいい機会なのではないかと考えている。

3）学びや感想

`参加者` 看護を考えたときに、一般の人でもできることと看護師にしかできないものとある。背中を拭くとか、ご飯を出すとか、食事の準備をすることは、家族でもできる。しかし、看護師ではないとできないことがある。それは、看護の視点からみて看護することや、背中を観察しながら拭いたり、患者さんの不安を聞いて、ほっとさせたりすることができる。しかし、こうした看護の視点から患者に必要な看護をどのように行っているかは、看護師からあまり語られないため、看護師ではない人は知らない。このように考えると、これまで看護師が語ってこなかった看護をいかに語るかが大事ではないか。語られない看護をどのように看護スタッフに語っていくか、看護教育者や臨床の教育者が、「語らない看護」をいかにスタッフにモデリングしていくかが課題ではないか。

`参加者` 看護職員処遇改善評価料について今回の講演で知った。先輩方が現場で頑張っているおかげで処遇が改善されて行っていることを、教育現場の中で、学生に伝えていこうと思った。このような手当を獲得したのは現場の先輩方の成果だと思う。現場での大変さや、コロナ対応などの結果だと考える。このように給料の改善につながったことを、現場で伝えていただきたい。また、私は学生たちにも伝えていきたい。

`参加者` 日本人の賃金が 10 年以上上がらないといったニュースを聞いたが、今回、コロナのこともあり、看護師の仕事を社会が認め、それが、賃金があがることにつながったということは、どんな形にしても嬉しいことだと思う。賃金が上がった分の看護を、言葉で表し説明していく責任があると感じた。

`参加者` 講演を聞いて、看護職みんなが平等な処遇が受けられることが大切であるということを感じた。実際には急性期は若いころは努められるが、体力的や家庭の事情により、在宅やクリニックで務める看護師もいる。しかし、就業部署、地域によっても看護師全員にこの手当がつくようになればいいと感じた。

参加者 コロナの問題で大きなことが起こり、看護に対する世間の意識の高まりを実感した。これがお金に代わるというありがたさも実感したが、このようなことがないと、分ってもらえないのだなという悔しい思いも感じている。これから私たちが、後輩の看護師に看護を教えるとともに、一般の人達にも看護の役割を伝えることや、これからやっていくべきことの一端が見えたように感じる。私が現在、福祉施設で看護をしているが、ここでは、看護師は 10 人ほどしかいない。ほとんどが介護職とリハビリ、相談員という職員構成の中で、看護について語っている。主に倫理観を通してのケアについてであるが、ナイチンゲールの看護論は一般向けに書かれたものであり、看護職として 1 人の人としてもわかりやすくなって生きてくるのではないかと思った。

参加者 大学で教育をしているが、処遇改善評価について初めて知った。やはり、大きなことが起きないとお金にはつながっていかないのだと感じた。今回、「小管理」を見直す機会を得、ナイチンゲールの「看護覚え書」は対象が患者であるが、これを「学生」に置き換えても、この「小管理」の項目が活用できるのではないかと実感した。この、「小管理」を読み直し、教育の現場で活用していきたいと感じた。

参加者 看護協会や看護連盟で、看護に対する賃金については以前から改善の必要性が議論されてきた。それで、今回のことで、評価されたということは良かったなと思う。一方で、看護をどのように表現するかということも課題であると感じた。やはり、何が看護なのかを自分の研究に参加した管理者の語りでは、自部署の看護の質を向上したいと思っている方が多くいた。その看護や、看護に対する思いを、どのように伝えていくのか課題になると感じた。また、実習の中でも看護とは何かを学生に教え、患者に伝えていくことが必要だと感じた。

参加者 精神科で勤務しているが、精神科では安全の管理が重要になってくる。それが、小管理に通じるのかははっきりしないが、何が看護で、何が看護でないのかは、患者の症状やリスクアセスメントができているかどうかで、看護になるか否かが決定すると考える。本当に患者に必要なことなのかが考えられているのか、自分がいない時にも継続して同様の看護が行えているか、患者の安全が守られているかどうかをチームで捉えられているかどうか、ナイチンゲールが述べている小管理ではないかと感じた。「看護」というと皆が理解しているように感じるが、細かいことはやはり、言葉にして先輩から伝えていただかないと、何が看護であり、何が看護でないかは若い世代の人達は分からない状況ではないか。看護基礎教育の中で看護マネジメントをしっかり学ぶことが大事だと感じている。さら

に、看護基礎教育と臨床が連携して看護マネジメントの教育ができたら良いのではないか
と考える。

司会
最後に
司会より
沢山の意見や感想、これからの課題について話し合いができた。参加者のそれぞれの立場
からの意見が勉強になり充実した時間となった。今後の活動の中で活かしていただきたい。

3．研究会における学び・感想
1）「臨床看護におけるナイチンゲール看護思想の実践」の発表を聴いて

高野　由紀子

　「ナイチンゲール看護研究会・滋賀」の 10 月例会で看護副部長として活躍されている吉永典子
さんからお話を聴いた。その内容から私なりに感じたことや考えたことを述べる。

　「ナイチンゲールのマネジメント考　組織管理者としての責任」という本を参考にナイチンゲー
ルの看護思想をいかに実践にいかしていくかについて語られた。初めにナイチンゲールが生きて
活躍した時代背景と日本のその時代の背景について述べられた。ナイチンゲールの看護思想が日
本に入ってきた経緯について私は知らなかったので、それほど昔だったことに驚きを感じた。そ
して、ナイチンゲールの看護の考え方を基本として、日本の看護は成長してきたのだということ
を知った。さらにナイチンゲールの新しい本が出版されていることにも驚いた。私自身、40 数年
前の看護学生時代、そして 30 年ほど前に看護学校教員として、ナイチンゲールの看護覚書の本
を読んだが、如何にも表面的な理解だったのではないかと今回の発表を聴いて感じた。

　最初に、「看護覚え書」の Petty Management（ちょっとした管理）の章で述べられている「あ
なたがそこにいるとき自分がすることを、あなたがそこにいないときにも行われるように対処す
る（自分自身を拡大する技術）」をもとに管理実践を振り返られた。看護部は、病院に所属する看
護スタッフの看護水準をあげるためにどのように教育していくかは大切なことである。ある主任
にマニュアルを作ってもらうように依頼したときに、そのマニュアルを作成する意義についてう
まく説明できなかった例が話された。もし、その時にナイチンゲールの考えを用いて説得してい
たら違う結果になったのではないだろうかということだった。主任自身が患者に向かう姿勢、看
護技術の高さを吉永さんは認めるがゆえに、その看護をその人だけでなく、他のスタッフもでき
るようにするためにもマニュアルが必要だと述べられていた。A 看護師からは、よい看護を受け
られても、B 看護師の看護はそうではないということでは、患者は継続したケアは受けられない。

病院全体の看護レベルを上げるためにもマニュアル作成は必要ではないかということであった。今、どの病院でもあらゆるマニュアルが作成されているが、その意義について述べられることは少ない。管理者はマニュアル作成をする意義をしっかりと伝え、マニュアルを活用することで、だれもが高い水準の看護ができるようにすることは大切である。それは、看護管理者が病院全体で共通理解してほしい看護観、看護教育観を伝えることにつながると考えたからである。

　次にナイチンゲールの述べる「看護であるものとないものとを線引きする」ということの実践について振り返られた。これについては、ナイチンゲールが生きた200年ほど前から言われていることだが、現在でも「看護とは何か」という命題はむずかしいものである。私もずっと考えてきたことであるが、今もこのことについては答えがだせないでいる。特に看護師以外の人にこのことを理解してもらうのはとても難しいと感じている。スーザン・ゴートンは、「看護を、診断や治療といった生物学的モデルに押し込めるのではなく、数えきれないほどの糸を織り上げて作り上げるケアのタペストリーだと思ってほしい」[1]と述べている。さらに、その本の内容を引用して、秋山は、「看護サービスの本質は目に見えにくいのです」[2]と述べている。可視化するのが難しいという看護の在り方、哲学をいかに可視化して、教育していくかは組織の大きな役目ではないだろうか。

　最後に、ヒヤリハットが多かった新人看護師が、ヒヤリハットが急激に減少した原因が、患者への責任感の目覚めにあったという事例も興味あるものであった。ヒヤリハットの用紙を用いた振り返りでは、その出来事に関する振り返りを中心にされることが多い。だか、看護の方法のやり方を振り返るだけでは看護師の仕事のミスは減少しないのではないかということが示唆された内容だった。そこでも、「看護とは何か」、「看護師の責任とは何か」を教育することが管理者の責任である。

文献

1）スサンヌ・ゴートン　勝原裕美子ほか訳　：　ライフサポート－最前線に立つ3人のナース日本看護協会出版会　1998　p1-19

2）秋山智弥　：　看護という名の目に見えにくい仕事　看護管理,28(1)　2018　p58-59

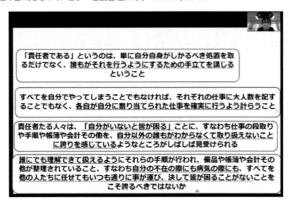

吉永さんの参考にされた「ナイチンゲール　マネジメント考」

２）「ナイチンゲール看護研究会・滋賀」10 月例会に参加して

増田　繁美

　今回の例会は、臨床看護におけるナイチンゲールの看護思想の実践－《小管理》を通して－というテーマで、看護マネジメントの歴史的背景から「看護覚え書」の対象者と《小管理》から実践の場におけるリフレクションについて考える機会を頂いた。

　まず「看護覚え書」の対象者は、「看護覚え書」の "はしがき" から見えてくる。「以下の覚え書きは、看護婦に看護を学ばせるための考え方の規範を示そうとしたものでは決してなく、まして看護婦に看護の仕方を教える手引書でもありません。この書は他人の健康に直接責任を負っている女性たちに、考え方のヒントを与えるためにのみ書かれたものなのです」とあり、ほとんどの女性は一生の間折に触れて子供や病人の健康を預かることになり、すべての女性は看護婦だと述べている。さらに、「日常の衛生知識や看護の知識、すなわち身体を、いかにして病気にならないような、また病気から回復できるような状態におくかといった知識は、世の人々が考えている以上に重要な位置を占めています。これは誰もが持つべき知識であって、専門家のみが持ち得る医学的知識とは全く別のものなのです」とあり、「看護覚え書」が一般の人々にも必要な知識であることを述べている。また金井は、「看護・介護者があくまでも対等な関係を保ちつつ、両者が協働して仕事をしていけば、患者・利用者が抱えるほとんどの生活上の問題や課題を解決できるようになるはずである」と述べている。生活の処方箋を描き、生活過程を整える実践は、よりよい生き方を支援する福祉分野である介護においても通ずる理論である。地域包括ケアシステムによる在宅療養が推進される今日、生活の場となる介護施設において働く人々は「看護覚え書」の対象者であり、自然の修復過程が順調に進むようにケア対象者の生活のあり方をよい状態に置くことが求められていると考える。

　次に《小管理》について考える。「優れた看護の効果もすべて、たった一つの欠陥から、損なわれたり、完全にだいなしになってしまったりすることがあります。すなわちそれはほんのささいな管理上の欠陥で、言い換えれば、あなた方がその場にいる時にしていることを、不在の際にも行われるように計らう術を心得ていない場合のことを指します」とある。どんなに優れた看護もマネジメントがなければ、効果的な看護がなされないことになる。つまり、看護実践においてのチームケアとスタッフレベルのケアマネジメントと同時に医療の安全と質を保証する看護体制を考える看護管理の重要性を述べていると考える。また、「病人の世話の責任者に管理の仕方を書物で教えるのは不可能で、それは看護の仕方を書物で教えるのが不可能なのと同じです。状況はそれぞれのケースで異なるに違いないからです。ただその人自身に考えさせることはできます」とあり、看護管理者の育成についてマネジメント実践で考えさせることが必要であると再認識できた。そ

して責任者については、「責任者たる人物は、（なすべきことをいかにして常に自分自身で行うかではなく）なすべきことが常に行われるよう、いかに手立てを講じるか、という簡単な問いを常に自分に投げかけてほしいと思います。」、「誰にでも理解できて扱えるようにそれらの手順が行われ、備品や帳簿や会計その他が整理されていること、すなわち自分の不在の際にも、病気の際にも、すべてを他の人たちに任せてもいつも通りに事が運び、決して皆が困ることがないことをこそ誇るべきではないか」とある。これは看護管理者としての役割や姿勢を述べており、看護管理とは改めてヒト・モノ・カネの管理をすることであると感じた。また、自分しかできない仕事に誇りを感じているような管理者であってはいけないことも自分に投げかけて努めていこうと思った。

　また、「看護」が期待されていない現状と優れた看護婦が少ない原因について、「人々が看護婦を雇う目的は、『看護』を提供されることではなく、—世の人は『看護する』ことの何たるかさえ知りません— 困難な労をこなす人手を得ることなのです」と述べている。さらに、「看護婦は看護に専念すべきものです。もし雑役婦が必要なら、雑役婦を雇えばよいのです。看護は専門職なのです」と述べている。少子・高齢・人口減少という状況に直面している現代、医療・福祉の需要が高まることは確実であり、人的資源の有功活用は重要な課題となっている。特に看護補助者との協働は必須とされ、新たな医療の在り方を踏まえた医師・看護師等の働き方としてタスク・シフティング／タスク・シェアリングが推進されている。これらは医師の負担軽減にもなるが大切なのは「看護覚え書」にあるように、看護師が看護の専門性を発揮する上でタスク・シフティングが必要であるということである。

　最後に、例会の中で 2022 年（令和 4 年）診療報酬改定の看護職員処遇改善評価料が話題となった。処遇改善による賃上げは、コロナ禍での看護師の活躍が表明された結果である。しかし、すべての看護師に適応されるわけではなく、診療報酬で評価できる医療機関だけとなっている。医療機関以外で看護師の働く場所が多様化している現在、診療の補助と療養の世話を業とする看護そのものが承認されたとは言い難いと考える。看護師が働くことは "困難な労をこなす人手を得ること" ではないこと、"看護することの何たるか"、つまり特定の医療にとどまらない看護の価値をもっと発信していくことが必要であると感じている。ナイチンゲールの看護思想は現代に通ずる普遍的な看護の考え方を確認できるものである。例会に参加して看護を見つめ直す時間は私にとってリフレッシュできる時でもあり、仕事の活力に繋がっている。これからも看護について、学び続けていきたい。

文献

　フローレンス・ナイチンゲール　小林章夫他訳　：　対訳　看護覚え書　うぶすな書院　2015

　金井一薫　：　KOMI理論—看護とは何か，介護とは何か—　現代社　2004

　城ヶ端初子　：　ナイチンゲール賛歌　サイオ出版　2015

3）ナイチンゲールに学ぶ看護管理者に必要な資質と重要性

村井　博子

　2020 年２月頃より新型コロナウイルスの感染が拡大する中、患者を受け入れる病院は逼迫状態となり中でも病棟で勤務する看護師は負担が大きく自身の身体を守ることが困難な状況であった。コロナ病棟で働いている看護師は、世間の間違った認識で差別扱いを受け精神的な追い込みや待遇面も優遇されずにいて退職を願い出る人が増加した。こういった現状を受けて、看護管理責任者はスタッフに対してどのような働きかけとどのような資質が必要だろうかと考える。

　今回、「ナイチンゲール看護研究会・滋賀」例会に参加し、吉永講師の「臨床看護におけるナイチンゲールの看護思想の実践−小管理を通して」の講演を通して、看護管理者に何を求められどのような資質が看護に影響するのか共に考えた。有名な話しではあるが、フローレンス・ナイチンゲールは強力なリーダーシップ力を持っていて、ロンドン・ハーレイ街の経営破綻に陥っていた慈善病院で、リーダーシップを発揮し徹底した効率化を進めて経営状況を向上させている。看護は一人の力だけで行うことは不可能であり、スタッフが同じ方向に向かい協力し合っていくことが必要である。言い換えてみれば、患者さんに不利益とならないように誰もが同じ看護を提供し常に健康回復に導いていかなければならない。そのためにもリーダーシップをとる人が必要だが、患者さんに応じた＝個別性を維持しながら、患者さんに安心できる看護を行うために自分を管理する小管理能力を身につけることが重要となる。

　小管理とは、患者さんが安心して看護が受けられるために提供する側の看護者の管理する力であるようなものだ。臨床の看護職で小管理を考えた時、自分が出勤していなくても日々同じように看護が行われるようにマニュアル作成や看護計画を充実させ整えておくことである。ナイチンゲールは、「自分がいようといまいと、いつでも事がきちんと運ぶ手立てを整えておけるなら、患者はそういう心配を一切しなくて済むのです」と述べている。いかにどんな時も患者さんに不利益を与えないように小管理をしておくかである。安楽な個別性を活かした看護技術を行えるように、日々の看護記録を充実させ個別性をいかした計画を立案し評価すること必要なのである。

　日々の小管理が充実されていれば、看護責任者は強いリーダーシップを発揮できるといえる。やはり看護管理責任者は小管理が充実するために、スタッフの身体的・精神的な安定が図れる管理が必要ではないだろうか。医療が逼迫している時こそ、看護管理責任者は冷静に判断しスタッフの意見を汲み取りながら看護部代表で管理部門に代弁することが重要なのである。また、スタッフ自身の小管理を向上させるために組織風土が影響することがいえるため組織作りも重要である。人間誰しも環境によって感情が左右され、体力が落ちていれば良い看護が行えない。吉永さんが講演の中で休暇を取ることも小管理の一つであると仰っていた。スタッフが休暇を気持ちよくと

れず周囲に気を使いすぎている職場は、良い看護ができないうえに良いチームでないといえる。職場風土がよく個人の気持ちが充実していれば、患者さんにも思いやりの心をもち職場の同僚にも優しい気持ちになり、チーム全体で同じ目標に向かって関わっていけることにつながる。

　今回のナイチンゲール検討会を通して、看護管理責任者は、患者さんに不利益とならないように自己の小管理が率先して行える職場風土を作りあげていくことが重要である。そのためにも、看護管理責任者は、スタッフが満足した職場で働けるように部下の声に耳を傾け、身体的、精神的に安定する調整力や、リーダーシップ、マネジメント力、問題解決能力、判断力などのさまざまな資質が必要だといえる。

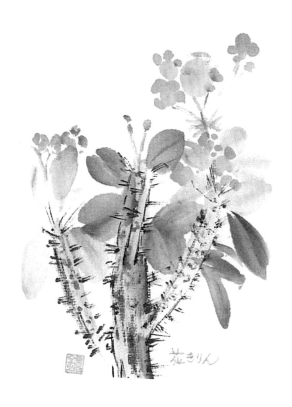

第５章　「ナイチンゲールの看護思想に基づく看護実践報告」
（第４２回例会活動内容）

１．研修内容

大内　正千恵

　私がナイチンゲールの著書と初めて出会ったのは、御多分に漏れず看護学校の夏休みの課題で、「看護覚え書」を読み読書感想文の提出であった。ナイチンゲールの看護に対する考え方・思想を、そこで初めて知ることができた。深く意味をとらえることなく漠然と読んでいたが、私が実践している看護の基盤になっていると改めて気付かされた。私は、本を読むとき、大事と思うところに線を引いてマーキングをする癖がある。ナイチンゲールの「看護覚え書」にも線が引かれていた。特に多かった項目が、「物音」であった。当時は学生であったため、今思えば「看護師が患者の睡眠や療養の妨げになるような行為をしてはならない」という思いが強かったのではないかと、振り返ることができる。

　「看護覚え書」には「何が看護で、何が看護でないのか」が明確に記載されている。私は、看護師として30年以上臨床の場で看護をしてきた。ナイチンゲールは、看護の本質を「『病気』が対象ではなく『人間』を対象にするもの」ととらえている。私は、看護師経験の中で、常に「人を看護する」という思いを、腑に落としながら看護を実践してきたように思う。

　ナイチンゲールの看護思想に寄り添いながら私が実践してきた看護を、次の４つの項目で振り返っていく。１つ目が「若かりし頃の看護」で、私が看護師になった頃に実践していた看護である。２つ目に「母になった頃の看護」は、私自身が母親になったことや中堅看護師という立場上、「責任・教育・育成」について考える機会が増えた頃の看護である。３つ目に「『私の思う看護をどう伝えよう』の頃の看護」は、病棟の管理者として、「看護師とは」「看護とは」をたくさん考えた頃の看護である。４つ目に「『これぞ THE 看護』の頃の看護」は、訪問看護ステーションの管理者をしていた時の看護で、患者が人間らしく生活する事の大切さを実感した看護である。では、１項目目から振り返っていく。

１）「若かりし頃の看護」

　私が配属されたのは、外科病棟で一般外科と脳神経外科が一緒になっている病棟であった。その頃の先輩看護師は、外科系の病棟という事もあり、シャキシャキ・テキパキとした超怖いと感じる看護師が多かった。日々のスケジュールに追われ、先輩からは確認・確認の嵐であった。今考えると、この確認には、「看護覚え書」にある「こまやかな配慮」の、「よい看護を行っていても、その結果のすべてが、１つの欠陥、すなわちよい管理が行われていないことによって台なしになっ

たりまったく無効になったりするかもしれない。あるいは換言すれば、それは、あなたがその場にいるときにあなたがすることが、あなたがその場にいないときにもなされるようにするためにどのように管理すべきかがわからないことによる。」の意味を持っている。先輩看護師は、患者に対して、どの看護師も同じ看護が提供できているかどうかを、管理・評価のために確認をしていたのではないかと考える。このことからナイチンゲールの看護思想を、気付かないうちに教授されてきたのである。新人看護師と先輩看護師は、経験年数に差があり、同じ看護を提供することは難しい。しかし、この差を埋める方法が1つある。それは、看護計画である。看護計画を立案することで、新人看護師も先輩看護師と同じ看護が提供できるのである。看護計画は、同じ看護が患者へ提供されるようにするための1つのツールである。この活用は、現在も続いているが、なかなか個別性の看護を記載する事は難しい。

事例1：清拭の場面
　　身体の清潔は、毎日患者へ実施する看護行為である。私が若かりし頃は今と違って、バケツに熱いお湯を準備し、ワゴン車に乗せ患者1人1人、順番に清拭を実施していた。その時に、私は熱傷などを考慮し、固く絞ったアツアツのタオルを少し冷ましてから、患者の皮膚に当てた。その時に「いつもは、もっと熱いので拭いてくれるけど、今日はなんでこんなにぬるいんや。わしは、熱いタオルで拭かれるのが好きなんや」と言われた。同じ看護を提供するためには、何ができていなかったのかを振り返ると、患者特性の把握と情報の共有が十分でなかった事と、看護計画にも詳細な個別性の記載がなかった事である。ケアの継続を図るためには、看護計画に詳細な個別性のある情報の記載が必要である。

2）「母になった頃の看護」

　経験年数7〜8年目で出産と同時に、子育てが中心の生活となり、通勤時間を短縮させる理由から職場を変更した。立場的に経験年数もあり、入職して直ぐに中堅ナースとなり、後輩育成などの役割が与えられた。私が本格的に指導や教育・育成に携わることになったのは、この頃が始めである。「指導・教育・育成」は、私自身が実践している看護を振り返る良い機会でもある。ナイチンゲールは、『看護が実践することは、患者が自然から受ける回復力や治癒力を妨げないように、最も望ましい環境におくことが大事である』と言っている。私は、「看護師は、患者自身が持つ能力を最大限に発揮できるように、それを手助けすることが役割であり、患者が自分らしく生きる事がとても重要である」と考えていた。

事例2：患者の思いを実現した場面
　　患者は、下垂体腫瘍の末期の患者、意思疎通はできていたが、疼痛の緩和目的で麻薬の投与

をしていた。麻薬により鎮静効果が強く、１日中傾眠傾向であった。しかし、血中濃度が安定すると、傾眠と覚醒を繰り返し、３日に１日覚醒という感じで日常を送られていた。家族も協力的で、毎日面会に来られていた。ある日の覚醒状態の時に、清拭をしながら「何かしたいことはありますか」と問うと、「家に１回でいいから帰りたい。家に帰って田んぼが見たい」と希望を言われた。ほとんど寝たきりで、介助なしでは日常生活ができない状態であった。家族に本人の希望を伝えると、「それをお爺さんが希望しているのなら、お爺さんの願いを叶えてあげたい。私達も１回でいいから連れて帰りたい。」という思いを持っておられた。私の中で、『この思い叶えてあげることは、できないのか？』と疑問が湧いてきた。主治医に伝えると、「この状態では、どう考えても難しい」という返答が返ってきた。『患者の思い』『家族の思い』『看護師の思い』は一致している。実行に移すには、医師の説得と家族の意思の確認（死期を早めるかも知れない事も含め）、その他の協力者が必要であった。１つずつクリアすることで現実になっていくが、この患者には時間がないため、早急に実行に移す必要がある。また、タイミングが重要である。傾眠時に実行しても意味がない。そのため、覚醒・傾眠パターンを過去の記録から推察し、内服の服用状況を照らし合わせ、タイミングを図った。万全の状態を作り、再度医師を説得した。医師は納得され「実行に移そう」と一緒に取り組む事となった。ほとんどが寝たきりの生活であり酸素吸入をしている。そのため、座位が取れる時間は短時間である。車の移動、自宅での移動など、患者の身体機能や能力を考慮しながら計画を立てた。当日、家族が迎えに来られ、家に帰る事を告げられた。これには、事前に伝えると、当日帰れなかった時の患者の落胆を考えると、当日伝えることが最善であると、家族も職員も納得していた。調子が悪くなったら直ぐに返ってくることを約束し、満面の笑みを浮かべ、涙され外出をされた。

　病院に帰院された患者は、「良かった。家は良かった。願いが叶った」と話されていた。家族に様子を聞くと「田んぼを見に行き、いきなり車椅子から立って、田んぼの畦を歩かはった。何にも言わずにずーっと田んぼを見回してはった。何か思うことがあったのかな。連れて帰れて良かった。」と喜んでおられた。これは、奇跡に近いことである。麻薬でコントロールされ、日常生活を送っていた患者が、自分の足で立ち、歩くという行動は、ナイチンゲールの『看護が実践することは、患者が自然から受ける回復力や治癒力を妨げないように、最も望ましい環境におくことが大事である』のように、入院環境では見られなかった行動が、この患者の望む環境に置くことで自身が持っている力を最大限に発揮できたのではないかと考える。

　数日後、患者は永眠された。家族は、「悔いが残らずに良かった」と言われ退院された。

３）「『私の思う看護をどう伝えよう』の頃の看護」

　10年以上昔、病棟の管理を任されることになった私は、管理をどの様に実践していいのか、途方に暮れていた。他の管理者に相談すると、「大内さんが今までに経験した管理者を、モデルにす

ればいいのよ」と真似したい管理者像のアドバイスをもらった。しかし、私は、『同じことをしても、その人にはなれない。私ができる事を、私の方法で伝えていくしかない』と考えた。管理者となって最優先されるべきことは、患者の「安全」・「安心」・「安楽」が守れる看護師である事が大前提であると考えていた。それらの看護を実践できる看護師を育成することが、私の役割であると考えた。先ずは患者を「よく知ること」が必要である。知るためには、相手をよく観察することが重要である。「看護覚え書」の「病人の観察」の項に、『患者の特性を知る事』、『患者の状態の変化を看護師自身が気づく事』、『看護師の観察不足から起きる事故』など細かに記載されている。この項目にもマーキングがされている事は、言うまでもない。そのマーキングがされている個所は、「頼もしい看護師とはどうあるべきか」である。『自分の仕事を尊重し、しっかりしていて綿密で機敏に観察できる人でなければならない。』など、信頼される看護師とはどの様な看護師か、またその様な看護師でなければならないことが記載されている。

　私が捉える頼もしい看護師とは、「変化を敏感に察知できるような観察をする事ができる看護師」であると考えている。患者の日常生活の中で、同じような行動や言動があったとしても、微妙な変化に気づける看護師を育成することが重要である。

　事例3：カンファレンスの場面

　　回復期リハビリテーション病棟の管理者をしていた時の事例である。くも膜下出血術後患者のカンファレンスを行っていた時に、1人の看護師が「この患者さん、何かいつもと違う感じがするんですよね。何かと言われても、これって言えないんですけど」という発言があった。その場にいた看護師で、同じような意見のある看護師はいなかった。私は、この看護師の発言を大事に思い、患者の日常を振り返り、数日前と今を比較するように提案した。すると、昼食後の午睡の時間が若干長くなっていた事と、歩行時は独歩であったが、時折手摺りを持ちながら歩行されている事に気付いた。

　　これは、看護師が患者を日頃から注意深く観察していたため、『何か違う』という変化に気づけた事と、その『何か違う』を声に出して言えたことがとても重要であると考える。看護師は、感じていても、根拠や確信がないとなかなか発言ができない。管理者は、それらの発言をスルーするのではなく、耳を傾けることが大切である。また、患者の事を話し合える環境を整えることも、管理者としては大切である。

　4）「『これぞ THE 看護』の頃の看護」

　　訪問看護で6年間の管理者経験をした。この経験は、私が求めていた『これぞ THE 看護』であった。在宅看護は、療養者が住み慣れた家でその人らしく生活できるよう看護師が支援するのである。病院とは違って、療養者が生活している環境そのものが、看護の場になる。療養者にとっては、

安心できる環境であり、病院とは違って環境の変化に伴うストレスなどはない。また、生活習慣なども変更することなく、ありのままの生活を遂行できるのである。

　在宅看護では、病院では見られない療養者の表情が見られる。病院では、療養者はよそ行きの顔になる。病院に入院後、療養者の様子を見に行くと、在宅での表情とは違い、声を掛けると、在宅の顔に戻られる。昔からの親友を、招き入れるような言葉や表情になるのである。

　ナイチンゲールは、「看護覚え書」のプロローグの『病人を看護することについてはほとんど理解されていない』に、「現行行われている看護術は、病気を神が意図されたような回復作用とはさせないようにわざと仕組まれているように思われる」と記している。病院看護は、治療を目的とした看護になりがちであり、看護師本来の役割が実践しにくい環境になっているのではないか。

　在宅看護は、療養者の家に訪問し、身体の清潔や内服薬の管理、原疾患の状態の観察などを行っている。看護師は、療養者が持つ能力を最大限に引き出せるように支援を行い、療養者自身がその人らしい生活を長く継続できるように管理していくのである。

　訪問看護の管理者として私自身が不安に感じたことは、「スタッフがどんな看護をしているのか」が直接管理できない事である。病院は、ワンフロアー内でスタッフが看護実践をしているため、直接管理する事ができ、その場でタイムリーな指導ができる。それによって、情報の共有の場が指導の場や育成の場になるため、スタッフにとっても私自身にとっても重要である。また、スタッフが実践している看護を後押しする事も、管理者として重要である。

事例４：癌末期療養者への支援の場面

　入院治療の患者が在宅での療養を希望し、訪問看護の依頼があった。家族は、妻、息子の３人暮らしで、介護の経験は全くなく、家の管理は療養者本人が全てを行っていた。経口摂取は困難な状態で、CVポートの留置で栄養を補っていた。

　療養者の生活習慣など日常の生活について、初回訪問時に妻や療養者自身から話を聞いた。療養者は、お風呂や温泉が大好きで、妻と一緒に温泉巡りなどに出掛けていた。妻は、「この人は、とても綺麗好きで、全てにおいて几帳面で、曲がったことが嫌いな性格なんです」と言っておられた。

　２日後、スタッフが訪問から帰ってきて、「○○さんが、『頭洗いたいんやけど、寝たままでは無理やな』と言っておられたんですが、洗ってあげたいんです」と、カンファレンスの場で情報を提供した。私は、必ず同席することにしていた。スタッフに「できない理由はあるの」と尋ねると、「状態的に大丈夫か」「CVルートがあるけど大丈夫か」「１人では無理かも」など、実施することへの看護師の不安が出てきた。私は、日頃からスタッフが実践している看護は、どこに出しても恥ずかしくない、自慢できる看護であると確信していた。この場面で大事なことは、療養者の希望を叶える事と自慢の看護師の背中を押す事、つまり『承認する事』である。

スタッフは、それを叶えることができる充分な技術を持っている。私は、スタッフの「してあげたい」という気持ちが「看護」であり、それを実践させることで、看護が完結するのではないかと考えた。

　実施に当たり、安全・安楽を最優先に考えた方法が大事であることをスタッフにアドバイスした。すると、スタッフ間で、意見を出し合い、この療養者の一番の苦痛となることは何かを検討しあった。その結果、「時間」というキーワードが出た。短時間で安全・安楽に実施することが、この患者にとって最善の方法であると答えが出た。看護師２名で訪問し、実施をした。療養者は、とても素敵な笑顔で、「ずーっと、洗いたかったんや。けど、寝たままではできないと思っていた。点滴もあるし、『無理やな』と諦めていた。良かった。」と何度も感謝をされ、４日後に亡くなられた。

　今回、ナイチンゲールの看護思想に基づき看護実践を振り返ってみたが、スタッフから管理職、それぞれ立場的な役割は異なる。しかし、どの様な状況でも「患者（療養者）の看護」ということは普遍である。ナイチンゲールは、「看護師が行わなければならないことは、自然が患者に最も働きかけやすい状態に患者をおくことであり、本来の看護は、病気に苦しんでいる人に生きる手助けをする事であり、健康な人にも同様である。」と示している。

　経験年数を重ねるに連れて、私の課題とするところは、看護ができる看護師を教育・育成していくことが、私の役割であり、課題であると考えている。

引用・参考文献

フローレンス・ナイチンゲール　尾田葉子訳　：　看護覚え書-
　　　　　本当の看護とそうでない看護について　日本
　　　　　看護協会出版会　1986

ミュリエル・スキート　小玉香津子訳　：　看護覚え書-看護学
　　　　　と看護術　日本看護協会出版会　1986

城ヶ端初子　：　実践に生かす看護理論19　サイオ出版
　　　　　2013

城ヶ端初子　：　誰でもわかる看護理論　サイオ出版　2015

野島　良子　：　看護論　へるす出版社　1988

松村　啓史　：　ナイチンゲールに学ぶときめきの経営学
　　　　　メディカ出版　2008

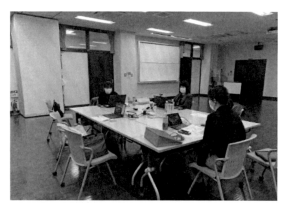
第 41 回例会 Zoom 配信する講師（左奥）と
事務局（講師：大内　正千恵先生）

2.　研究会における討論・学び・気づき

司会 講師の勤務されている訪問看護ステーションに実習でお世話になったときに気づいたことは、他のステーションよりも、手順や順番など細かく看護計画を立案されていたことです。また、朝・昼・夕と同じ患者でも頻繁にカンファレンスを行っておられ、それらが新人看護師と先輩看護師の差がなくなることに繋がっているのではないかと思いました。看護学生も新人看護師ほどではないにしろ、看護計画を立案して実践すれば差が縮まると思いますか。

講師 手技や手順に関しては差が縮まると思います。しかし先輩看護師には経験値という計り知れないものがあり、そこは難しいが、学生も計画を立て不足しているところの指導を受け、繰り返し、経験を重ねることが大事だと思います。訪問看護で大切なことは、日頃その患者さん（療養者さん）がやっていることを、計画の中に取り入れることです。差というのは、私たち側の差じゃなくて患者さんを中心とした差であり、経験の上で計画を立て実施したことは、どんなに若い看護師であっても良い看護師だと患者さんは評価すると思います。

講師 今の看護は、治療目的のミニドクター的な看護になりつつあるのではないでしょうか。患者さんと向き合うことや、患者さんへの配慮、患者さんの微妙な変化に気づきができない状況になっているのではないでしょうか。清拭一つにしても、今はディスポタオルで、以前のようにタオルを絞りながら時間をとってという場面もなくなってきているので、2つのテーマについて、みなさんの意見をうかがいたいと思います。

テーマ1.　今の看護師の看護についてどのように思いますか

・チェックリストやマニュアルなど決められたことが多く、しばられるものが多い。臨床推論を求められることも多い。急性期の病院は在院日数も短く、患者の生活を考えてというのは難しい。清拭タオルに関しても気にはなっていたが、認知機能やリスクを考えると仕方がないのでは。

・実習指導をしている中で、病院によってすごく差がある。病棟自身が学生を受け入れようとする病院とそうでないところがある。その差は何か考えると、看護を語ってくれる。例えば、骨髄穿刺を行う患児への鎮静をなぜ行うか、というときも、今の段階ではなく、思

春期になった将来的に病院が嫌にならない、ドロップアウトしないように、教科書には書いていない内容を語ってくれる看護師が増えたように思う。一方では、目の前のことしかしない、看護学生の計画をいつ聞いてくれるのか、というすごく差が出てきたなと思う。看護を大切に語られる病院とそうでない病院、看護師の差がある。

・基礎実習では、看護について教えてほしいと患者への想いを話してもらって援助を行ってもらうこともあった。実習病院は急性期病棟が多いので忙しい病院が多く病院によって差もある。業務しかこなしていない看護師もいる。学生が患者をしっかりみて分析して、毎日清拭するという計画を発表しても、看護師によっては「今はいいけどあなたが実習終わったら、できなくなるんやけど、どう思いますか」とかえされることがある。教員としては、学生が立てた計画を看護師も継続してもらえると嬉しいなと思う。

・患者が「今日は清拭いらない」と断ったときに、次の日に行うのではなくて、計画から外れ翌日にも清拭はされない病院がある。就業5分前には帰る準備万端の病院もある。時間内に業務を終わることも大事だが、「看護」の捉え方が病院ごとに違うなとずっと思っている。

・急性期病院は忙しくて業務をこなすのがやっとという状況はよく分かる。その中でも何かできること、どうしたらいいか、とくに終末期などみんなで考えることが多かった。カンファレンスをすることが、看護師としてもプラスに繋がっている。

・救急看護は、診療の補助が優先的になる部署なので治療が優先だが、看護師は患者の代弁者として自分が患者の想いを伝えるということを大事にしている。

・清拭の場面でも、学生は毎日したいという学生もいる。学生の想いを大事にしたい。

・業務に追われて、その日の業務をこなすだけで精一杯のスタッフも増えてきていると思う。看護必要度やチェックシートなど記録もかなり多いので、何かしたくてもできないというジレンマを持っていると思う。看護管理者をしていたときも、「業務がなぜこんなに多いのか、したいこともできない」というスタッフも多かった。

・業務をすることが看護であって、一人ひとりに合わせた看護が薄れてきていると思う。ホットタオルで清拭をしても、清拭をしたという事実だけで、患者の安楽や清潔がどこかに置

いていかれていると思う。看護師がしているのを見ると学生もホットタオルでするというが、湯につけたタオルを背中にぐーっと押し当て患者さんの反応をみることを私は教えている。

・「学生だからこそ色々なことをやって、学生だからできることがある」という指導者がいるが、看護師がしたくてもできないところを学生に託しているのでは、と思っている。「毎日清拭して」と声をかけてくれたり、清拭の物品を提供してくれたりするスタッフもいる。一方で、「あなたたちがいなくなかったら毎日清拭なんかできない。どうするの」というスタッフもいるので、うまく折り合いをつけてかなければならないと思う。

・学生の「患者にどうしてあげたいか」という思いも看護師に伝えていきたい。そうして看護師の業務をこなすというところへ繋がればいいと思った。

・業務整理が必要なとき、清拭の回数を減らすことを提案すると、ある病棟のスタッフたちは、「清拭を減らすことは嫌だ、みんな看護がしたいんです」と言った。また、ディスポのホットタオルも「こんな気持ちよくない」と採用を見合わせた。その背景には、その部署の師長は、いつも自ら手をつくして看護を行い、スタッフへ看護を語っていたことだと気づいた。管理者によって看護の質は変えられると思う。

テーマ２．皆さんの課題はなんですか

・４月からは保育士兼看護師として働く予定である。そこで保育場面での子供のケアや看護をどのようにしていくかということが課題である。

・ナイチンゲールの補足でも述べられているように、看護を目指している学生は、看護師になりたいという人と、何となくきました、周りから言われてきてしまった、などいろんな学生を見極めてサポートしていくことが必要だと思う。看護をしたいな、続けたいなと思う看護師を育てたい。

・同じ看護師でも学生でも同じ技術でもぴかっと光っている看護師や学生を磨き出せれば、と思う。

・急性期の実習で、清拭をした足浴をしたことで看護をしたことになっている学生がいる気

がする。手術が延期になった患者は、どのような観察をして、どう感じておられるのかに
気づける学生を育てたい。観察は、フィジカルだけでなく、年代や背景、全人的に捉える
ように指導したい。

・指導者が毎日変わるので、密に連携をとりながら学生にかかわりたい。

・実習病院の看護師たちに、看護とは何かを積極的に学生へ伝えていってもらえるようにし
たい。それによって自分たちの看護を見直すきっかけになると思う。

・ケアをすればOKと思っている学生がいるので、情報収集やアセスメントに基づいて、
それが看護に繋がっているというところを教えていきたい。

・誰がみてもできるという看護計画の重要性について管理の視点を伝えていきたい。

・在宅看護はザ・看護であると思う。新卒すぐでなくてもいいが、いずれは訪問看護師になっ
てもらうように在宅看護の素晴らしさを伝えていこうと考えている。

┃講師より┃

管理者によって看護は変わる、ということはよく分かります。私自身も管理観をしっかり
持っていないと、看護観を持っていないと下はついてこないと思っています。管理者に
なってどういう看護をしてほしいか声に出すということが大事です。病院看護と訪問看護
を経験している私からみると、病院で古いとされている看護を行っている訪問看護こそ
が、「THE・看護」だと思うので、看護を学びはじめる基礎看護実習は訪問看護からいっ
て欲しい。看護のベースにある訪問看護ができる看護師を教育・育成していくことが私の
役割であり課題です。皆さま、課題が達成できますように。

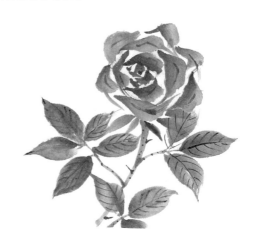

3.　研究会における学び・感想

1）「ナイチンゲールの看護思想に基づく看護実践報告」の例会に参加して

桶河　華代

　「ナイチンゲールの看護思想に基づく看護実践報告」として、1. 若かりし頃の看護、2. 母になった頃の看護、3.「私の思う看護をどう伝えよう」の頃の看護、4. これぞ THE 看護の頃の看護、の４つに分けて講演された。特に印象に残ったのは２点である。

　まず、新人と経験豊富な看護師の差は、看護計画をしっかり立てれば埋められるという。「どの看護師も患者に対して同じ看護ができるツール」として、看護計画の重要性を挙げられていた。講演者である大内氏（現在は病院の医療安全管理室課長）とは、訪問看護ステーションの管理者であった時に教員として出会う。大内氏が勤務されている訪問看護ステーションでは、提供する看護に関して、同じ看護が提供されるように手順書（方法）をきっちり作成されているのを思い出した。利用者さんからのクレームがあって、「どの看護師も患者に対して同じ看護ができるツール」を大事にされていた結果だったのだと振り返る。

　次に、観察力についてである。「何かいつもと違う感じがするんですよね」という看護師の意見をスルーするのではなくて、「管理者として耳を傾けることが大切である」という。患者のことを話し合える環境を整えることを、訪問看護ステーションでは、朝、昼、夕方とカンファレンスを頻回に行い、スタッフとの情報共有を大事にされていた。また、問題がある療養者には、解決策をスタッフと一緒に考えて、実践に関しては信頼しているスタッフだからこそ、後押されていたことも思い出される。病棟に戻られて、「病院看護の現状として、治療を目的とした看護になりがちであり、看護師本来の役割が実践しにくい環境になっているのではないか」とも言われていた。そのことからも、在宅看護を「これぞ THE 看護の頃の看護」と言っていると理解する。

　ナイチンゲールの著作『病人の看護と健康を守る看護』の中で、「地域看護」について述べている箇所がある。「地域看護は熟練した看護を提供する」[1]、「地域看護婦は医療事務員でもなければならず、医師に変わって記録をとり、看護師でありと同時に介助者でもなければならない。その他、部屋の面倒も見なければならず—都市では家族が一室のみで暮らしていることもよくあるが—すなわち、換気、清潔、回復へ向かってほがらかに過ごせるなど、よい看護のために気を配り、また家族や隣人やいちばん歳上の子供などにそのように保つことを教える。衛生上問題があれば担当する当局へ報告する」[2]という。つまりは、現在の訪問看護師が行う看護そのものである。また、「地域看護師は病人の看護師であると同時に保健指導員でもなければならない」[3]とも述べており、地域包括ケアシステムの中心的存在として、200 年前から病人の看護とは別に「地域

看護」の重要性を述べられている。

今回の例会に参加して、自分自身の教育観を確認できたように思う。私は在宅看護を教育する立場にあり、その教育のなかでナイチンゲールの看護思想を伝え、「いずれ訪問看護師になりたい」、「在宅看護って楽しい」と感じる看護教育を目指したいと思う。

文献

1) フローレンス・ナイチンゲール　薄井坦子訳 ： ナイチンゲール著作集　第2巻　病人の看護と健康を守る看護　現代社　1882 p145

2) 前掲書1) p145

3) 前掲書1) p146

2）「ナイチンゲール看護研究会・滋賀」に参加して

平野　加代子

　今回の研究会に参加して、私とナイチンゲールの看護思想を振り返ってみた。ナイチンゲールの著書「看護覚え書」を手に取ったのは、看護学生時代にことだった。多くの看護師養成所では、看護学概論の中で、ナイチンゲールについて学習しており、夏休みの課題として、「看護覚え書」についての課題が出されているのではないだろうか。その時は、１冊の本を読むことが精一杯で、考察までたどり着いていなかった。また、臨床で勤務し始めた新人看護師の頃は、日々の業務なれることで精一杯で、ナイチンゲールの看護思想をどこかに置いてきたように思う。しかし、ある教員との出会いが、私をナイチンゲールの世界に招待され、再び「看護覚え書」を手にして、読むことになった。看護実践の中で体験したことを「看護覚え書」につなげようとした自分がいたとともに、「私にとっての看護観は何か」が事あるごとに考えさせられる課題になっていった。

　看護は観察から始まるともいわれているように、ナイチンゲールは、観察の重要性を述べている。看護師に課す授業の中で、最も重要でまた実際の役に立つものは、「何を観察するのか、どのように観察するか、どのような症状が病状の改善を示し、どのような症状が悪化を示すか、どれが重要でどれが重要でないか」と。さらに「どれが看護上の不注意の証拠であるか、それはどんな種類の不注意による症状であるか」を教えることである。書かれている。この部分に看護師に求められていることの重要な課題である。観察の重要性は看護師であれば、だれでもわかっていることであるが、観察が適切にできているか、また、観察をするためには、患者への関心が必要であり、

知識を持ち、応用できなければならない。さらに、その人（看護師）がもつ看護のセンスというか、コンピテンシーといった能力も求められるであろう。講演の中でお聞きしたように「いつもの患者さんとは何か違う」ということも私自身臨床で勤務していた時に何度か経験をしている。一方で、私が気づかない時は他の看護師が気づくこともある。これらの気づきを共有すること（声に出すこと）で、チームでの情報共有になるのではないか。「起こってからでは遅い」ので、「患者さんの反応をいち早くキャッチすること」が大切であると思ってきた。

　今は、看護教育に携わる立場にあるからこそ、学生に気づきができるように刺激し、気づいたことが糧になるようにサポートしていきたいと思う。

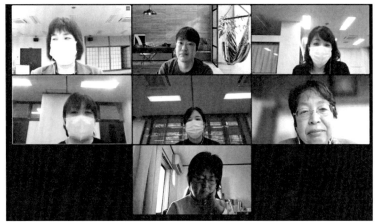

第 42 回例会 (Zoom 開催) の様子　（講師：大内　正千恵先生)

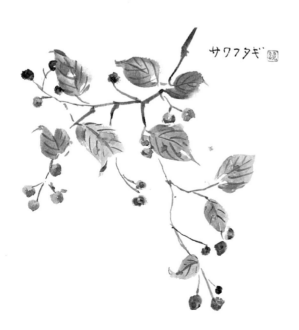

サワフタギ

第**3**部

ナイチンゲールの看護講演会

1）第7回「ナイチンゲール看護研究会・滋賀」講演会

テ ー マ

　　看護実践に生きているナイチンゲールの看護思想－換気をめぐって－

講　師

平木　聡美	洛和会音羽病院	看護副部長
寺澤　律子	滋賀県立総合病院	副看護師長
香川　留美	済生会滋賀県病院	副看護師長
田村　聡美	近江八幡市立総合医療センター	看護長

開催日時　　2022年6月11日（土）　13：30～15：30
会　場　　聖泉大学
　　　　　　　　オンライン（Zoom）同時開催

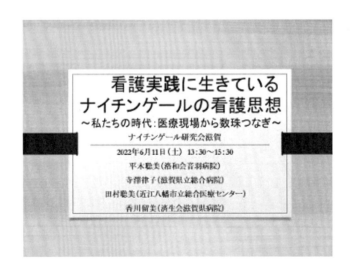

看護実践に生きているナイチンゲールの看護思想－換気をめぐって－

平木　聡美

　今からちょうど 3 年前の 2019 年 11 月、新型コロナウイルス関連肺炎が中国の武漢市で確認された。この衝撃的な出来事の始まりは、その後、急速に感染拡大をし、あっという間にパンデミックを引き起こした。当初、私が働いていた医療現場では、この「新型コロナ」という初めて耳にしたウイルスがどんなウイルスなのか、全く正体がわからないにものに対して、皆が過剰に恐れ、非常に混乱していた。しかし、時間の経過とともに多くの情報が整理され、3 年たった今では、ようやく私達も新型コロナ感染症に対する正しい知識を持って、感染防止対策を講じることが出来るようになった。3 密（密集・密接・密閉）の回避や、マスクの着用と手洗い、消毒の励行といった感染対策と同時に、「換気」の重要性がクローズアップされた。今、この感染症の拡大・収束の波を第 7 波まで経験する中で、私自身、看護職として医療現場で働きながらナイチンゲールの看護思想について色々考える機会となった。中でも、感染対策で最も大事である「換気」に一番に目を向けたナイチンゲールの先見の明に、敬意を表すると共に、改めて「換気」について考える機会となった。

　「看護覚え書」の第 1 章は「換気と暖房」である。ナイチンゲールは、良い看護が行われているかどうかを判定する第一の基準として「換気」を上げている。また、看護師が細心の注意を集中すべき最初にして最後のことが「換気」であると述べている。それは、つまり、患者が呼吸する空気を正常に保つことであり、「換気」がいかに重要であるかということである。病院では、病棟や病室の空気を外と同じ清浄さに保つこと、そのためには、窓を開けて外から新鮮な空気を取り入れることである。

　しかし、これまで医療現場では、「窓を開けて換気をする」ということに看護師はほとんど意識が向けられていない現状があった。病室は、常に適温に空調がされており、病室の窓は、安全対策の観点から鍵を開けるための鍵が掛けられている箇所もあり、いつでも窓を開けられる状況ではない。そのため、環境整備やおむつ交換の際にもほとんど窓を開けることがなかった。当然のことながら、コロナ患者の受け入れ病棟においても、そうであった。患者の療養環境を整えることよりも治療が最優先となっていた。そして医療現場で働く多くの看護師たちは、いつ収束するかわからない状況の中で、感染リスクへの不安を抱えながら仕事をしていた。また、仕事において最も負担になったことは、感染対策に伴う業務量の増大であった。常に感染防御用具を装着して業務をすることやゾーニング（感染対策上の病棟エリアわけ）作業など感染対策の強化に労力を費やした。それにもかかわらず、陽性患者と同室の患者や、陽性患者に携わった看護師などが次々に罹患して、院内では短期間のうちに感染が拡大し、院内クラスターを引き起こした。人手不足

が加速する中で、働いている看護師たちの心身の疲労は非常に大きかった。

　私自身も、日々管理的な仕事ばかりに追われて、患者の療養環境に目を向ける心の余裕さえ持てていなかった。そんな最中、私は患者の転室のため、レッドゾーンで隔離した病室の清掃業務をすることになった。病室に入ると、暖房でムッとするようなよどんだ空気と、酸素マスクから出る臭い、排泄の臭いなどが混ざり合って非常に不快だった。私は、はっとした。患者は、こんな環境の中で日々闘病していたのだと・・・。新型コロナウイルスに罹患した患者の呼吸状態が次々と悪化していると情報を聞いていた。患者は、閉眼したまま、呼吸が良好にできず、苦しい表情をしている。その患者を目の前にして、本当に申し訳ないことをしたという罪悪感と、この状況を何とかしなければいけないという使命感でいっぱいになった。とにかく短時間でも、窓を開けて新鮮な外の空気と入れ替えないといけないと思った。「換気」の必要性を認識する瞬間でもあった。そして、看護師として換気に注意を払えていなかった自分を恥じた。

　「病院覚え書」では、病院が備えるべき第1の条件は、病院は病人に害を与えないことであるとナイチンゲールは述べている。言い換えれば、病院が病人に害を与えているということである。まさに、前述した状況はこれである。換気が出来ていない汚れた空気の中で、患者の呼吸状態に悪影響を与えていたと考える。私はその後すぐに、医療安全管理者と話をする機会をもって、安全対策を講じながら窓を開閉できるように改善してほしいと伝えた。また職員には、その都度「換気」の必要性について語った。窓を開けて「換気」することが周知・徹底されるまでには時間を要した。しかし、今では、病院全体としてそれが当たり前になってきている。また、窓の開閉についても設備の改修すすめられ、必要時いつでも開けられるようになった。

　今、私たちの生活は、with コロナ時代と言われている。最初は脅威であった新型コロナウイルスも今では上手く共存していくものと捉えられ、この2～3年の間に生活様式は大きく変化した。一方、新型コロナウイルス感染症の拡大は、私達に「換気」の重要性を再確認させてくれた。ナイチンゲールの看護理論において「換気」は、看護するうえで必要不可欠なものである。それは、ナイチンゲールの時代から変わらない看護の基本である。

文献

- フローレンス・ナイチンゲール　湯槇ます他訳 ： 看護覚え書　現代社　1983

- 城ヶ端初子編著 ： ナイチンゲール讃歌　サイオ出版　2015

- 城ヶ端初子編著 ： 実践に活かす看護理論19　サイオ出版　2016

ー私たちの時代：医療現場から数珠つなぎー

実践現場からの報告（１）

換気は患者だけでなく看護師の健康も支えてる（と思います！）

寺澤　律子

　まずは私が勤務する滋賀県立総合病院の紹介を。

　滋賀県立総合病院は滋賀県守山市に位置し、創立５０周年を迎えた湖南区域で最も多い病床数535床からなる急性期病院です。

　2019年11月、中国・武漢市で新型コロナウイルス感染症関連肺炎が確認され、その後急速に感染拡大し、世界全土でパンデミックを引き起こしました。2020年1月15日、日本で最初の感染者が確認され、ここ滋賀県では3月5日に最初の感染者が確認されました。それを受けて、県の新型コロナウイルス感染症対策本部は感染拡大に備え、当院を重点

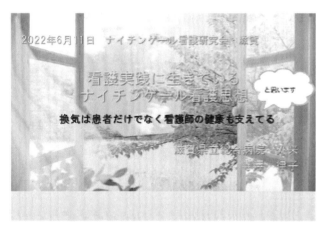

医療機関に指定し、新型コロナウイルス感染症患者の受け入れを要請しました。県の医療政策に連動し、感染症指定医療機関ではなかった当院ですが、発熱患者専門外来の開設、専用病床の確保に向けて設備を整えていきました。

　私が主に担当している外来の部門は救急外来及び発熱患者専門外来です。2021年4月に当院では救急部門の拡充がなされ、それまで年間2,000台未満であった救急搬送が一気に3,000台に到達しそうなほどのスピードで救急患者の対応を求められました。その看護体制の構築、日々状況が変わりゆく新型コロナウイルス感染症が疑われる患者の診察介助と看護、システムの見直し、修正、ブラッシュアップ、その繰り返しの毎日。今思えば、看護の原点を振り返ることも忘れるくらいに忙殺されていたのかもしれません。

　「病院の建物は必ず両側に充分な数の窓をつけて、ひとつひとつの病室が外気に直接ふれるようになっていければならず、また各病室は他の病室と共有でない、専有の換気ができるしくみになっていなければならない」

　セント・トーマス病院のナイチンゲール病棟では、上げ下げ窓が採用されていました。この上げ下げ窓、現在では病院や一般家庭においても見なくなりました。しかし、調べてみると数多く

ある種類の中でも、この上げ下げ窓はとても通気性が高いとされています。150年以上も前に建設された病院ですが、換気にこだわったナイチンゲールだからこそ、上げ下げ窓を採用したこが容易に推測されます。

　では、現代においてはどうでしょう。安全管理上の視点で窓を十分に開けることのできない病院やホテルなどの高層建築物が多いのではないでしょうか。斯く言う私が担当している救急外来も、縦すべりで1cmほどしか開けることのできないほぼはめごろしの窓でした。なぜこのような窓だったのか。救急外来は1階に位置しているので安全管理上は問題なさそう。理由は害虫問題であるそうです。窓を開けると害虫が侵入する衛生上の問題です。では不十分な換気による衛生上の問題はどうなのか。天井にHEPAフィルターが装備されているので換気は問題ないとの認識です。

　ナイチンゲールは言いました。

　「換気請負業者が病室の空気を一定に保とうとすることよりも、病室の空気が、外気に自然がもたらす日常的な温度と湿度の変化につれて連続的に変わっていくことのほうがはるかに重要」

　新型コロナウイルス感染症疑いの患者が救急搬送されると、以前の救急外来では対応する人を限定し、初療室の自動扉を閉め切り、かつストレッチャーの周囲は遮蔽効果のある厚いカーテンでさらに閉め切って対応していました。新型コロナウイルスへの対応がまだよくわかっていなかった時期、更なる感染や飛沫による曝露を防止するためです。私はこの時の対応を振り返り、ダイヤモンド・プリンセス号の乗客に新型コロナウイルス陽性者が確認され、隔離されたその船に乗り合わせたアメリカ人医師の訴えがメディアで報道されたのを思い出します。彼はその感染拡大防止策に対して「感染させるために培養用シャーレに入れたようなもの」と言いました。

　閉め切った初療室で新型コロナウイルス感染症疑いの患者を医師と看護師の2人だけで対応する、今から思えばなんと恐ろしい。対応した看護師は「閉じ込められた感じで恐怖と疎外感を感じる」と言っていました。ナイチンゲールに言わせれば「気の毒な労働者」かもしれません。そして、さらにナイチンゲールは言っています。

　「伝染病が伝染するのは病原菌のせいではなく、空気がよどんでいるせい。窓を開けなさい。」

　ナイチンゲールとは言わずと知れた現代看護の礎を築いた偉大なる第一人者、看護師はみな、看護基礎教育で「看護覚え書」を学び、ナイチンゲール誓書を暗記し戴帽式でそれを唱える（現在ではされていないかもしれませんが）。ナイチンゲールが換気にこだわっていたことも知っていたはず。斯く言う私もその一人。

　最初に換気の不十分さを訴えたのは看護師ではなく、当院の救急拡充とともに新たにやってきた救急科医師でした。彼は自ら感染管理室にかけ合い、今わかっている範囲での感染対策の修正

がなされ、新型コロナウイルス感染症疑いの患者が救急搬送された際には初療室の扉は開放とし、エアロゾルが発生している症例のみ遮蔽カーテンで仕切ることとなりました。さらに総務課施設係にかけ合い、救急外来に設置されていたほぼはめごろし状態であった窓が、十分に開放することのできる縦すべり窓にリフォームされました。そして彼の呼びかけにより、こまめに全ての扉を開放し換気をすることとなりました。と同時に、看護師は閉鎖された空間での恐怖と疎外感に満ちた新型コロナウイルス感染症疑い患者の対応から卒業することができました。

　ナイチンゲールは言いました。

「看護とは、新鮮な空気、陽光、暖かさ、清潔さ、静かさを適切に保ち、食事を適切に選択し管理すること、こういったことのすべてを、患者の生命力の消耗を最小にするように整えることを意味すべきである」

　閉鎖された空間での看護は恐怖と疎外感を看護師に与えていました。すなわち看護師の精神衛生を阻害していたと言えます。換気を行い、環境を整えることは、患者だけでなく看護師の生命力の消耗も最小にすると言えるのではないでしょうか。ナイチンゲールの言葉を借りると、「犠牲なき献身こそ真の奉仕」であり、自己犠牲の上に成り立つ看護は誰をも幸せにせず長続きもしない、看護をすることによって私たちも幸福を得て心身ともに健康でなければならないのです。

「私が言ったとおり、換気は重要だったでしょ」

ナイチンゲールはほら見たことかと私たち看護師を遠い空から見守っていることでしょう。

　最後になりますが、この発表の依頼を受け、これを機会にナイチンゲールと換気に関する文献を読み直しました。その中の1つですが、とある特別養護老人ホームの理事長の方が書かれているブログを発見しました。そこに書かれていた看護学生の実習で実習担当の先生が学生に説明していた内容です。

「看護は希望を持たせること。ナイチンゲールの換気と言うものには、患者の衛生管理だけでなく、外の空気を入れて新鮮な気分になり、外の光や音を聞いて、ずっとここ（室内）にいる訳ではなく外の世界に戻れるように希望を持たせること」

ただ窓を開けるだけではない。「換気」はとても意味深い。

引用・参考文献

- Florence Nightingale　湯槇ます　薄井坦子他訳　：　看護覚え書―看護であること看護でないこと―　現代社　2011
- フローレンス・ナイチンゲール, 小玉香津子翻訳　：　病院覚え書き　日本看護協会出版会　2022
- 岩田健太郎　徳永哲他　：　ナイチンゲールの越境2[感染症]ナイチンゲールはなぜ「換気」にこだわったのか　日本看護協会出版会　2020
- 特別養護老人ホームいなほの里HP　：　ブログ2019.11.12　ナイチンゲールの看護覚書、「換気をする」、素敵な説明を聞きました。
　　　　　https://inahonosato.jimdo.com

実践現場からの報告 (2)

香川　留美

　今回、私は「換気」をテーマに講師依頼を受け、他 3 人の講師と共にコロナ禍における各々の立場で日々感じていることや臨床現場の現状を講演させていただきました。

　私が勤務している病院は、感染症指定病院であり COVID-19 感染者の中でも重症患者の受け入れを主に行っています。しかし、小児や妊婦の感染者が増えてきたことで 2021 年 9 月から私が勤務している小児・産婦人科病棟にも COVID-19 専用病床を作ることになりました。専用病床を作るにあたり、設備を整えることから始めました。今まで使用していた病室に陰圧装置を設置し、窓の開閉ができないようにし、換気扇も使用ができないようにしました。そして、一般病床と分けて看護を行うために動線を考慮したゾーニングやスタッフ教育も行いました。講師を引き受けた時、改めて「換気」についてスタッフがどう考え日々の看護実践をしているのか確認してみることにしました。これだけ「換気」が注目されていても、換気を気にする時はシーツ交換やオムツ交換など埃が舞う時や臭いがする時に換気をしていると答えたスタッフがほとんどでした。COVID-19 の感染が拡大したことで、密集する場合には今までに比べると「換気」を意識しているのが現状でした。当院の設備構造上、全館空調管理をされており窓を開けると外の空気は中に入ってきやすくなっています。そうすると病棟の構造的に病室の窓を開けるとナースステーション内に空気が流れ込んでくるため汚染された空気は我々が業務をする場所に流れてくることになります。せっかく換気をしても空気の流れまでは意識した換気はできていないため、現代の病院建築も考慮した換気の方法を考えることが必要だと思いました。また、梅雨時期〜夏場にはエアコンが苦手な患者もいるため窓を開けて室温調整をされる患者もいます。しかし、湿った空気が室内に流れ込むことでカビが発生するため設備管理的には窓の開閉を禁止せざるを得ない現状もあります。清潔な空気を取り込もうとしても、返って療養環境の空気が汚染される本末転倒なことが起きてしまう可能性があります。私たちは、現代の病院建築の構造を理解した上で効果的な換気とは何かを考えながら看護を提供しなければならないと思いました。

　ナイチンゲールの「看護」では、看護師は医師の治療後に患者が健康を回復し、社会復帰するまでの間、感染予防として部屋の「換気」を良くし、生活環境を整えて患者の心身の状態を「快適」に保たなければならない。「換気」は心身の解放感や爽快感をもたらすためには欠かせないものであると述べられています。誰しも窓を開け、風を肌に感じた時には心地よさを感じ、つい深呼吸をしてしまうものです。患者も同様に換気により爽快感を感じてもらい、健康回復のために気持ちをリフレッシュさせることも看護の 1 つだと改めて考えることができました。

　コロナ禍で「換気」が注目されましたが、ナイチンゲールは「換気」の重要性をすでに謳って

98

いました。建築物は当時とは変わり、空調設備も整っている時代になりましたが、清潔な空気を
療養生活に取り入れるにあたり、空調換気と窓換気を使い分けながら患者の健康回復のため看護
をしていかなければならないと思いました。このような機会をいただき、みなさんと一緒に考え
ることができたことはとても有意義でした。これからも、看護の原点に戻りながら一緒に考え抜
く姿勢で看護をしていきたいと思います。

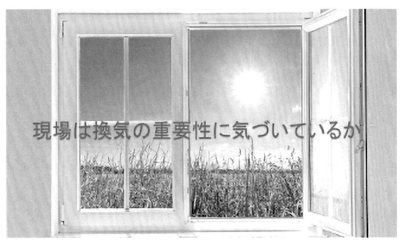

現場は換気の重要性に気づいているか

済生会滋賀県病院
香川　留美

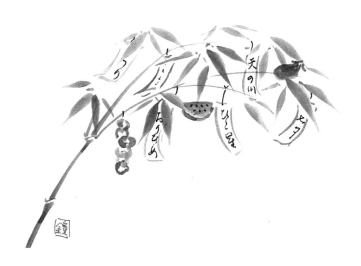

実践現場からの報告 (3)

田村　聡美

　2020 年頃から新型コロナウイルス感染症（以下 COVID-19）との闘いが始まり、医療現場を
はじめ一般社会では未だに COVID-19 に翻弄されている。今回、「ナイチンゲール看護研究会・
滋賀」主催のナイチンゲール看護講演会で、コロナ禍における「換気」をテーマに医療現場の実
践についてお伝えする機会をいただいた。

　今回の看護講演会は、平木さんの基調講演後、寺澤さん香川さんとともに医療現場の実践報告
を行いその後ディスカッションする形式であった。平木さん、寺澤さん、香川さんは、私が大学
院科目履修生の頃から大学院卒業まで、多くのことを学ばせていただいた先輩たちであり、一緒
に企画から参加させていただくことは懐かしさとともに心強い限りであった。先輩たちとともに、
ナイチンゲール看護講演会では、医療現場実践報告をどのように進めていくか、何度か集まり講
演会の計画を立てた。大学院で同じ学びを経験した仲間とのディスカッションは、一人では思い
つかない発想や展開が広がり、グループダイナミクスを感じる楽しい時間であった。文献検索し
ていく中で、寺澤さんが、日本看護協会出版会が発刊されている「ナイチンゲールはなぜ『換気』
にこだわったのか」を紹介してくださった。本文序章で、「ナイチンゲールといえば『換気』を連
想する人もおおいのではないでしょうか。彼女は多くの著書の中で、『新鮮な空気』がいかに健康
を保つために必要か、『汚れた空気』がいかに病気を引き起こす原因となるかを繰り返し伝えてい
ます」[1]。と述べている。また、「全世界がコロナ禍に見舞われた 2020 年は、奇しくもナイチン
ゲール生誕 200 年の年。『ほら、私が言ったとおり、換気は重要だったでしょ』というナイチンゲー
ルの声が聞こえてくるような気がしませんか」[1]。と述べられている。私たちはこの言葉がスト
ンと腑に落ちた。そこで私たちは、ナイチンゲール思想を辿りながら医療現場の実践を数珠つな
ぎになるように伝えていくことを企画し、医療現場における換気の現状と課題について掘り下げ
て調べていくことにした。

　私は現在、滋賀県東近江圏域にある地域の基幹病院として、急性期医療役割を担う病院で勤務
している。院内の換気は、完全空調管理のもと 24 時間 365 日適切な空調が提供されている。感
染症を対応するブースでは、陰圧換気で空調管理され、手術室や集中治療室は陽圧換気で空調が
管理されている。病室の窓は原則自由に開閉することはできず、開放するためには窓の鍵を開け
るための鍵が必要である。窓の鍵を開けるための鍵は病棟責任者が管理し、必要に応じて窓を開
放している。実際の現場では、排泄物など臭気を発する場合は、スプレータイプの消臭剤を使用
していることが多い。病室の持続した臭気が気になる場合は、据え置きタイプの消臭剤を設置し
て対応している。私は、病院の窓について、開放することを前提に建設されているか否かはわか

らなかったが、以前より患者安全のために窓は開放できないことを看護師間で申し伝えられていた。窓を自由に開放できないことに対して、特に大きな疑問を持つこともなく、漠然と病院とは自由に窓の開放ができない場所だと思っていた。しかし、時代はコロナ禍となり病室や休憩室の換気が重要であると必要性が伝えられる中、多くのスタッフから、病院での換気についてなぜ窓が開放できないのかという声が聞かれるようになった。

　今回、医療現場の実践をまとめるにあたり、新病院開設時の担当者にお話しを伺う機会ができ、病院建設当時の状況を教えていただいた。病院開設の設計は、病院設計を専門にしている業者からデフォルト設計の提示がありそこから病院のワーキングチームで自病院仕様に調整をしていく。建設当時のデフォルト設計は、病室の窓は医療安全の観点から自由に開放できず、施錠管理を行うことが全国的に多かったのではないかということであった。当院は病院の中央に中庭があり四季折々の景色を楽しむことができる。療養中の患者さんにとって癒しを感じる光景であるが、窓を開放し四季の風を感じる機会はほとんどない。

　ナイチンゲール講演会において、換気をテーマにディスカッションしていく中で、看護師だからこそできることは何か考察した。私たち看護師は、だれよりも患者さんの近くに寄り添うことができる看護の専門職業人である。一人ひとりの患者のニーズは何か見極め、個別性に応じた環境を整えて看護を提供していく。その中で、ある患者さんは感染症管理のため陰圧管理が必要な場合もあるし、ある患者さんは重症管理のため陽圧換気が必要な場合もある。一方でターミナルケアなど終末期の患者さんに対して、環境を整え、気分転換の一助となるための空気の入れ替えや、四季折々の景色や風を感じてもらえるよう窓を開放し、換気を行うなどのケアが提供できるのも看護師である。換気を行う際には、ナイチンゲール思想を学んだ私たちは、風が通り抜けるよう窓の上部を開放するなどの工夫をすることもできる。ナイチンゲールは、「看護覚え書」の中で「患者が呼吸する空気を、患者の身体を冷やすことなく、野外の空気と同じ清浄さを保つこと」[2]、「空気は、どんなときでも、まず外から採り入れることである」[2]と述べている。私たちは、患者にとって一番近くの医療者として寄り添い、看護のプロフェッショナルとして一人ひとりに応じた全人的な看護が提供できるよう努めてく。まさに看護が専門職として活躍する私たちの時代である。今回は換気をテーマに取り上げたが、ほかにもナイチンゲールは多くのことを書物に述べられているため折に触れ学ぶことができる。これからも、ナイチンゲールの看護思想を胸に刻み、学びを継続し、続くコロナ禍に挑んでいきたい。

文献

1）　岩田健太郎　徳永哲他　：ナイチンゲールの越境2［感染症］ナイチンゲールはなぜ「換気」にこだわったのか　日本看護協会出版会　2020

2）　フローレンス・ナイチンゲール　小林章夫他訳　：　対訳　看護覚え書　うぶすな書院　1999.（前頁に）

3．講演会からの学び
1）看護実践に生きているナイチンゲールの看護思想
―私たちの時代：医療現場から数珠つなぎ―

水主　洋子

　近年、私たちは空気清浄機や換気扇、エアーコンディショナーなど電化製品を使用して換気をする機会が増えた。特に、現在は COVID-19(新型コロナウイルス感染症) を予防するため、これらの電化製品を使用しながらも、定期的に窓を開けて換気をするようになってきた。

　フロ - レンス・ナイチンゲール Florence Nightingale は、「患者が呼吸する空気を、寒い思いをさせることなく、外の空気と同じだけ清浄に保つ」[1] と窓を開けるだけでは看護としては不十分であると述べ、換気をするときの患者への配慮の必要性にふれている。また、ナイチンゲールは「看護とは、新鮮な空気、陽光、暖かさ、清潔さ、静かさなどを適切に整え、これらを活かして用いること、また食事内容を適切に選択し適切に与えること－こういったことのすべてを、患者の生命力の消耗を最小限にするように整えること、を意味すべきである。」と述べている[2]。つまり、患者の生命力の消耗を最小限にするためには、新鮮な空気が不可欠となる。そのため看護師は、窓を開けて外気と同じくらいの新鮮な空気を室内に取り入れ、汚れた空気を外に出す。これこそが、ナイチンゲールがいうところの「換気」である。このことをどれだけの看護師が意識して、行動することができているであろうか。新型コロナウイルス感染症の感染防止のためにも、私たち看護師は、看護を意識した換気の実践が求められている。

　さらに、ナイチンゲールは次のように述べている。「個々の家庭においても地域社会においても、健康増進の諸注意を怠ることによって病気が起こるということは、現在は大方に認められている。しかし、このような健康への配慮を怠っていると、その家庭はだんだんと家系の質が落ち、果ては家系の消滅にも至るということは、意外に知られていない」「不節制、汚れた空気を呼吸すること、陰気で不健康な場所に住むこと、その他これに類した習慣が、同じくその家系の質を徐々に低下させる原因になるということを、世の人は肝に命じているであろうか」[3]。つまり、健康を意識した行動は、世代を超え受け継がれていくのである。家庭での健康教育は、日々の暮らしの中で培われていく。

　現在、私は看護大学で教員として働いている。学生たちは、親元を離れ一人暮らしをしている者が多く、講義や演習、実習と忙しい毎日を送っている。学生たちを見ていると、日々の忙しさから、食事や睡眠といった基本的な生活を整えるといったことが疎かになっているように感じる。看護師を目指す学生だからこそ、日々の暮らしを丁寧に、そして健康を意識した生活を送って欲しいものである。私は、学生たちと関わるときには、まずは自分自身の健康を大切にすること、

そこから看護の対象となる患者やその家族に対する看護が始まっているということを伝えていきたい。

　換気は看護の基本であり、学生がコロナ禍のなかを生きぬくためにも必要不可欠なものである。これからも学生と関わるなかで、ナイチンゲールのいう換気の重要性を学生に伝え、行動に移せる学生を育てていきたい。

文献

1）　フローレンス・ナイチンゲール　湯槇ます他訳　：　看護覚え書　改訳第7版　現代社　2017 p21

2）　前提書1）　p15

3）　前提書1）　p57

２）ナイチンゲール研究会に参加して思うこと　ー換気の重要性についてー

片山　初美

　ナイチンゲールは、「看護覚え書」のなかで、「良い看護が行われているかどうかを判断するための規準としてまず第一にあげられることは、"患者が呼吸する空気を、屋外と同じ清浄さにたもつことだ"」と、換気の重要性について述べている。

　まず始めに、私自身も換気の重要性を感じたことが何度もあるので振り返ってみようと思う。

　病棟に勤務していた時、下痢が続いている患者さんがいて、病室だけでなく病棟中に便臭が漂い気分が悪くなったことが何度もある。しかしこの時、窓を開放するという簡単なことができなかった。窓はあっても鍵が掛かっている、鍵は看護長が厳重に管理しており簡単には開けられない、開けても15㎝程度のすき間があるのみで患者が転落しない様な構造になっている。空調管理されているので窓は開けないでと言われる。しかし悪臭は消臭剤ではなかなか消えない。動けない同室患者さんは、悪臭に耐えながらその場に居続けるしかない。意思疎通が出来なければ「臭い」の一言も言えない。窓を全開して、空気を入れかえたい、こんな簡単なことが今の病院ではできない構造になっている。「看護覚え書」の中でナイチンゲールは、「燻蒸剤（一般には殺虫剤であるが、私は消臭剤と捉えた）はすこぶる重要である。それは不快な臭いを発散して、皆さんに窓を開けさせるからだ。」と医師の講演内容を引用している。昨今、消臭剤はあらゆる場所で使用されており、空気中の不快な臭いを化学反応で中和し、消臭しながら香りも楽しめるという消臭芳香剤はどこの家庭でも置かれているのではないだろか。心地よい眠りを誘ってくれたり、高級な香水の

香りを楽しめたり我が家も必ずストックをしている。勿論、病室にも備え付けられている。ナイチンゲールの生きた時代とは違うだろうが、自然豊かな環境に住んでいるのであれば、やはり窓を開けること、外の空気を取り入れることが一番に行うべきことなのだろう。都会の人が田舎に来て、「空気が美味しい」という。芳香剤ではない自然の空気が一番なのである。

またこんな経験もある。当院は周りを田畑に囲まれ自然環境が豊かな病院である。コロナ禍で飲食時には換気をするように言われ、休憩室の窓を開けていたら、15cm程のすき間からバッタやハエや蜂が入り込んできた。元々、換気のために窓を開けるようにはなっていないため、網戸がない。蜂が入り込んできた時には施設管理者が来て虫取り網で退治をしてくれたが、患者さんが蜂に刺されていたら大事になっていた。それ以降は、できるだけ窓は開けないようにしている。ここまではよくある話であるが、先日はイタチが侵入してきた。イタチは動作が素早い上に臭いが強い。救急室を横切り職員の休憩室のごみ箱に逃げ込んだ所で、また施設管理者を呼び１０分以上格闘後捕獲してくれた。イタチは強烈な臭いを放つ（私もこの時初めて経験した）が、この部屋は窓がない休憩室であったため、８時間以上使用できなかった。

陽圧管理、陰圧管理、高性能フィルター使用による空気清浄機が使用されている時は、窓を開けることがよくないとされている。陽圧室や陰圧室は、空気感染力が高い疾患や、抵抗力の弱い疾患には有効であるが、臭いだけは取り切れない。当院も、陽圧室と陰圧室がある。外来や一般病室では、外気処理空調機＋ファンコイルユニット方式で外気を取り入れている。そのため換気は必要ないと教えられた。本当にそうだろうか。

コロナ禍になり換気の重要性が叫ばれるようになった。冬場に市立図書館に行ったら、殆どの窓が20cm程度開けられていて、暖房が効いているのかと思う程寒かった。ダウンジャケットを脱ぐことも出来ず、ひざ掛けとカイロを持参しても１時間程度しか滞在できなかった。（長時間滞在させない目論見があったのかもしれないが）窓は開けられているが快適な環境ではなかった。

ナイチンゲールは換気について、"部屋の空気を清浄に保つこと、それだけを意味する"と述べている。清浄とは、清らかでけがれのないことである。窓を開けず換気することではないだろうし、冬場に１日中窓を開放したままにしておくことでもないだろう。

今回の研究会に参加して、都会の病院、田舎の病院、COVID-19専用病床、手術室やクリーンルームなどで環境は異なるが、可能なら短時間でも窓を開けたいと思った。陽圧や陰圧を保っている特殊な病床を除けば、窓は開けられるし、不快な臭いを消してくれるのは窓を開けて換気することに勝るものはないだろう。

換気とは単に空気を入れ替えることだけではなく、病室で動けない患者さんにとっては、外の空気から外の臭いを感じ、外の光や音を感じることもできる外の世界を感じさせるものである。今回の研究会に参加させて頂き、看護の初心にもどることができたことを感謝したい。

聖泉大学大学院で、改めてナイチンゲールについて学ぶ機会を与えて頂き、苦手だった理論を

学ぶことが楽しいと感じさせて頂き、看護の目標に気づかせて頂いた城ヶ端初子先生に深く感謝申し上げます。

文献

Florence Nightingale　湯槇ます他訳　：　看護覚え書　現代社　2017 21-42,

3）講演会「看護実践に生きているナイチンゲールの看護思想」に参加して―コロナ感染拡大の影響を看護学生の臨地実習指導を振り返る―

山口　昌子

【はじめに】

2019 年、新型コロナウイルス感染が全世界に拡大し、いまだに終息を迎えることができないでいます。この感染拡大に伴い、この２年間は、病院ではコロナ病棟の設置の再編成により看護師の配置交代、感染対策、面会制限など大変な時でした。コロナ感染拡大がもたらした影響は、身体的、経済的、精神的に大きな影響に及んでいます。

今回、コロナ禍でのナイチンゲール看護研究会で、「看護実践に生きているナイチンゲールの看護思想」で取り上げられたことは、「換気」でした。コロナ感染対策として３密を避ける、手洗い、換気、マスクの着用などが病院ではもちろんのこと、各家庭でも実践されています。まさに感染対策は、どこでも当たり前に行われています。ナイチンゲールがイギリスの市民の生活を見て看護の必要性を記載した内容が、200 年の経過が過ぎた現代の新型コロナ感染においても、ナイチンゲールの看護思想が役立っていることを再確認できました。研究会では、現在コロナ専用病棟での換気対策としてどのように対応しているのか、空調換気と窓換気の違いや快適さなどを学びました。いまや換気は当たり前であるが、深い意味があることを気づかせてくれる看護理論の重要性を実感しました。

【研究会で学んだことを役立てたこと】

新型コロナウイルス感染症の拡大により、学生への感染防止の意味もあり多くの医療機関で学生の実習受け入れが困難となり臨地実習がないまま新人看護師として就職しました。髙岡らは、新型コロナ感染症による臨床現場で実習不足の影響について、新人看護師は「看護技術」「看護記録などケア以外の業務」「患者さんとのコミュニケーション」の不足を感じ、また、先輩看護師は

「患者さんとのコミュニケーションの不足」「看護技術の不足」「自信のなさや強い緊張」などを指摘していました。2022年はその影響もあり、コロナ禍でも感染対策をしっかり行い、学生は臨地実習に出られるようになりました。

　私が感じた臨地実習が不足している学生が受けた影響は、臨床の現場で働く看護師が感じているように「コミュニケーション能力の不足」と「自信なさや強い緊張感」です。やっと臨地に出た実習1日目は、バイタルを測定することが精一杯でした。学生は、緊張感が強く声が震え、患者を思いやる言葉かけができず、おむつ交換のときに換気を行うこともできませんでした。学生自体もジレンマを感じ取っていました。看護とは何か、今、学生が行っている看護ケアは十分か。何が不足しているのか。理論に戻り考えようと学生に提案してみました。

　このとき、ナイチンゲール研究会で得た知識が役立ちました。ケアの不十分さを気づいてもらうために活用したナイチンゲールの理論は、「看護とは、新鮮な空気、陽気、暖かさ、清潔さ、静かさなどを適切に整え、これを活かして用いること」「自然治癒力を高めるように働きかけること」「正しい観察が極めて重要であること。観察は生命を守り健康と安楽とを増進させるためにこそ、必要なものである」などを学生とともに振り返って考えてみました。どうすればよいケアに導いていけるのか、気づいてほしかったのです。学生は理論に振り返ることで、冷静になり患者の立場に立ち行動変容を起こし劇的に変化していきました。

　たとえ学生でも、看護学生として当たり前にできなければいけないことを、気づけるのは看護理論を用いた振り返りでした。看護理論に戻り共に考えることで、学生が持っている知識と現状を整理できたと考えられました。

【終わりに】

　新型コロナ感染症により臨地実習が制限されたため、自信のない学生が、自分のケアを振り返りナイチンゲールの看護理論に照らし合わせながら、行動変容ができ劇的に成長を体験できたことは私にとっても貴重な経験でした。看護師の卵として患者に寄り添うことができるケアをしてほしいと思っています。看護実践ではうまくいかないこと多く起きます。ケアの不足や連携不足、スタッフ同士の意見が合わないこともあります。今後も研究会に参加し、知識を得るだけでなく、現場に還元できるように心がけていきたいと思います。

文献

- 厚生労働省（2022）：新型コロナウイルス感染症の国内発生動向、国内の発生状況などhttps://www.mhlw.go.jp/stf/covid-19/kokunainohasseijoukyou.html.（2022年7月27日閲覧.）

- 看護師専用コミュニティサイト『看護roo!（カンゴルー）』： 新型コロナによる実習不足　新人看護師の4割が「影響を感じる」看護師3,037人アンケート　https://prtimes.jp/main/html/rd/p/000000050.000010301.html.（2022年7月27日閲覧.）

・　髙岡寿江　石堂たまき　藪下八重　：　新型コロナウイルス感染拡大下で看護学実習に臨む学生の思い　佛教大学保健医療技術学部論集

　　(15)　2021

・　太湯好子著　：　患者の心に寄り添う聞き方・話し方　ケアに生かすコミュニケーション　メヂカルフレンド社　2003　ｐ5

・　フローレンス・ナイチンゲール　湯槇ます他訳　：　看護覚え書(第3版)　現代社　1975

・　城ヶ端初子監修　：　実践に生かす看護理論19　医学芸術社　2005

４）ナイチンゲール看護講演会の参加からの学びと今後の看護
―換気と保温の必要性を改めて振り返る―

明石　真里奈

　新型コロナウイルス感染から約３年経過し、感染対策として三密の回避が協調されている中で、ようやく一般家庭から企業まで空調調節や窓を開けての換気が当たり前の日常になり定着してきたように感じる。それまで私たちは換気という言葉を知ってはいるが重要視して意識する機会はあまりなく必要性も感じていなかった。しかし、ナイチンゲールは1860年に「看護覚え書」を発刊し、その時にすでに「換気と保温」の重要性を世に示していた。「換気と保温」の章のなかで、看護の第一原則として「換気と保温」を上げており、これが他の何事も無に帰してしまい、逆にこれさえ行えば他は何を放っておいてもよいと述べている。ここまで重要視しているのは、人間は絶えず修復しようとする力をもっており、適した環境を整えることで、その力を向上させることに繋がるからである。さらにナイチンゲールはただ換気し、室内の空気を外気と同様の清潔さに保つだけでなく、患者に寒い思いをすることのないよう保温をすることも重要であるとしている。

　私が勤務する病棟の現状を振り返ってみると、コロナ感染以前からどの部屋も数センチほど自由に窓を開放できるようになっていたため、時折窓を開けて換気はしていたが、その外気の空気が清潔なものなのか、患者に寒さや苦痛を与える行為になっていないか考えてはいなかった。ただ窓を開け空気を入れ替えることが重要という認識をもち、その行為をしたことで満足している状況にあり、換気のもたらす意味や重要性を理解している職員は私も含めてほとんどいないように感じる。また、換気をする際に患者の保温状態を確認して実施できていなかった。私は以前、大部屋の室内の空気が重くじめじめしているのを感じ、窓を開放した。しばらくすると患者からナースコールがあり窓を閉めてほしいと訴えられた。理由を聞くと、直接外気が顔にあたり寒く不快であるとのことで、わたしは渋々窓を閉めたのを覚えている。しかし、私は今回の講演会で

自己の「換気と保温」について振り返り、初めてナイチンゲールのいう保温の必要性を理解できた。保温も同時に意識して対応しなければ、逆に患者の回復力を低下させ、ときには生命力を奪うことにもつながるとわかった。さらに、窓の開閉時間について短時間で頻回に開閉することが大切であるとナイチンゲールは示している。わたしの病棟では朝１０時ごろ窓を開け１６時に閉めることが多く長時間に渡り開放状態にある。この行為も窓を開けていれば大丈夫であると誰もが認識しているため疑問をもったり閉めようとする職員はいない。しかし、長時間の開放は室温の低下をもたらし患者の体力消耗を早める行為にもつながるのである。

　換気と保温の両立のためには、患者の生活環境を確認し最善の療養環境になっているのか一つ一つ確認し患者と相談しながら安心して療養できる状況を考えていくことが重要であると気付いた。また、今一度、換気の方法について職員同士で振り返り、換気の必要性を理解する機会を作ることが大切であることもわかった。今後私も換気を行う際は「換気と保温」を意識して患者が最良の環境で過ごせるよう努めていきたいと考える。

参考文献

城ヶ端初子 : ナイチンゲール讃歌　サイオ出版2015

フローレンス・ナイチンゲール　小林章夫他訳　:　対訳　看護覚え書　うぶすな書院　2016.

５）ナイチンゲール看護講演会からの学び
　　－換気の意味と環境を整える目的について－

松成　範子（科目等履修生）

１．はじめに

　新型コロナウイルス感染拡大の影響により、換気の重要性が周知されるようになった。今回、ナイチンゲール看護講演会を通し、換気の意味や環境を整える目的について考え直すことができた。

２．換気の意味と環境を整える目的

　講演会では、各病院の建築物としての構造や空調管理についての報告があり、病室や外来、処置室等が、屋外からの空気を取り入れることが困難な構造であることを知った。患者の安全面を配慮して建築された窓を自由に開閉することのできない病室は、ナイチンゲールの看護思想から

捉えると、病人に害を与えている環境であるといえる。多くの病院では、空調による換気での管理がされており、換気の必要性がないとされる。しかし、空調による換気システムを正しく分かっていないことの指摘があり、私自身、疑問にも思わず根拠のない安心感に陥っていたことに気づかされた。また、窓を開けて換気した際の空気の流れを分かっていないことの指摘もあり、窓を開けさえすればよいと考えていた自己に気づく。

　私は、訪問看護師として在宅の場にいるが、感染拡大の後、窓換気する家庭や、空気清浄機を設置する家庭が増えたことを実感している。現在コロナ禍において、厚生労働省が対策の一つとして窓換気を推奨しており、換気は主に感染対策の手段として捉えられている。「看護覚え書」では、「換気とは、要するに(部屋の)空気を清浄に保つこと、それだけを意味する」とし、看護の第一の目的は「患者が呼吸する空気を外気と同じく清浄に保つこと」と記されている。自宅という環境において、家屋の構造により、部屋に窓がなく換気ができない家庭もある。暮らしの空間には、療養者、家族のそれまでの歴史が背景にある。また、療養者が家族にとってどんな存在であるかをあらわすことも多く、新鮮な空気を確保することの課題は各家庭により異なる。必要性を感じながらも、環境に関する介入が困難な家庭もある。しかし、悪臭に満ち汚れた空気が澱み、健康に有害で、病気回復の機会を邪魔する環境であるならば、看護の責任として何かしらの工夫と実践が必要だ。「患者の生命力の消耗を最小にするように整える」のが看護であり、在宅の場では、療養者の置かれている環境を整えるのは、私たち訪問看護師の役割であるといえる。

3．おわりに

　講演会の後、訪問する各家庭での環境を意識するようになった。空気が澱んでいないか、空気はどう流れているのかを観察し、どうすれば新鮮な空気を取り込めるのかを考えるようになった。目に見えない空気を意識することにより、療養者の置かれている状況と課題がみえたように思う。換気が感染対策としてだけでなく、空気を清浄に保ち、療養者の回復過程を整えるものと捉え、看護の役割を果たしていきたいと考える。

参考文献

Nightingale, F. (1968) / 薄井坦子訳 (1993)　看護覚え書　現代社

6）ナイチンゲール看護講演会から学んだこと－換気が自然治癒力を引き出し高める－

亀川 磨生（科目等履修生）

　ナイチンゲールは換気について「薬を与えることは何かをしたことであり、いやむしろそれがすべてであり、新鮮な空気や暖かさや清潔さを与えることは何もしていないことである、という確信がなんと根強く行きわたっていることか」[1] 続けて「良い看護が行われているかどうかを判定するための基準としてまず第一にあげられること、看護師が最新の注意を集中すべき最初にして最後のこと、何をさておいても患者にとって、必要不可欠なこと、それを満たさなかったら、あなたが患者のためにするほかのこと全てが無に帰するほどたいせつなこと、反対にそれを満たしさえすればほかのすべては放っておいてもよいとさえ私は言いたいこと、それは「患者が呼吸する空気を、患者の身体を冷やすことなく、屋内の空気と同じ清浄さに保つこと」[2] であると換気の重要性について述べている。肺に新鮮な空気を取り込むことにより自然治癒力を最大限に引き出す環境をつくり出すことができる。そして湯たんぽや厚い布団で冷えないように配慮することで生命力の消耗を最小限にした看護が可能となる。また環境整備も看護師の重要な仕事の一つである。換気は環境整備の最小単位であり、空気のよどみを察知する感覚も研ぎ澄ます必要がある。患者をその日１日責任を持って看るだけでなく受け持った病室の管理も責任を持って看ることが大切である。しかし、ガーゼ交換や血圧の測定等やることに先に意識が行き、環境整備に意識が行かないことが、換気が十分に行えていない原因の一つであると考える。病院で環境整備を行う看護補助者にも換気の重要性を認識してもらい、協力しコロナウイルスに立ち向かうチームとして協力してもらう必要があると考える。

　換気は心身の安寧に役立つ。私自身入院した経験もあり、病室で単調な変化のない生活を送ることはとても孤独で苦痛に感じていた。「看護師は患者に希望を持たせることが看護であり、窓を開け自然の新鮮な空気に触れ、太陽の光を感じずっと病室にいるわけではなく、外の世界に戻れるように希望を持たせることである」と聞き、心身に絶大なる効果を発揮することを再認識した。そして、ただ窓をあければいいということではなく、風の流れも考えた上で換気を行うことが必要である。また、換気を行う上で窓がないなどの構造上の問題がある場合は、人工の換気に頼りすぎず、扇風機を使用し、扉をはずし、目隠しをするなどの工夫で今の状況の中でどうしていくのかを考え、患者の状態に合わせた換気も看護師の視点で考え行うことが必要であることを学び、実践に活かしたいと感じた。コロナウイルスをきっかけに換気の重要性をもう一度見直す機会がきたと考え、コロナウイルスが終息した後も継続できるように努める必要があると言える。また、今回は換気に着目した講演会であった。しかし食事や管理、寝具、看護師とは何かなど、ナイチンゲールが遺している事柄のことをもう一度立ち返って考え、看護理論を使命感を持ちながら実

践に移し、私たち看護師が患者の心身の健康に貢献していけるよう願う。

参考文献

1)　ナイチンゲール　湯槇ますほか訳　：看護覚え書 第5版 現代社 1997 p16

2)　前掲書1) p22

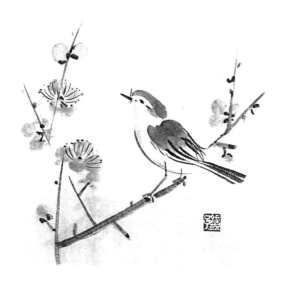

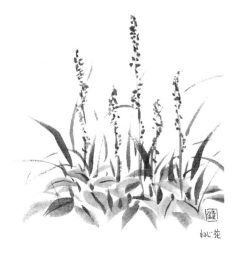

第 **4** 部

ア・ラ・カ・ル・ト

「ナイチンゲール看護研究会・滋賀」のメンバーの活躍

1. 城ケ端　初子：フローレンス・ナイチンゲール生誕 200 年　ナイチンゲールの看護思想を求めて―看護職者として歩んだ 60 年を振り返る―, サンライズ出版, 2022 年

2. 城ケ端初子編著, 奥田のり美, 桶河華代, 高島留美, 吉永典子, 寺澤律子, 田村聡美, 平木聡美, 斉藤京子, 後藤直樹, 岸本沙希, 他：看護におけるプレゼンの基礎と実践, サンライズ出版, 2023

3. 週刊医学界新聞、2022 年 11 月 28 日号
   城ケ端初子：特集、私とナイチンゲールの「看護覚え書」欄への寄稿
   「医学とは異なる看護の視点から病気をととのえる重要性」について執筆

   小森久美子, 他：座談会：看護の専門性を守りながらタスク・シフト / シェアを遂行する

4. 後藤直樹, 西山ゆかり, 城ケ端初子：看護系大学院を修了した看護管理者の役割行動, 聖泉看護学研究 No12, サンライズ出版, 2023

5. 岸本沙希, 西山ゆかり, 城ケ端初子：急性心筋梗塞発症から灌流療法までの危機的状況にある患者に対する救急看護師の看護実践, 聖泉看護学研究、No12, サンライズ出版, 2023

6. 桶河華代：これからの授業・実習, Clinical Study 2022 年 4 月号, 71. 2022

7．磯邉厚子, 川嶋元子, 桶河華代, 他：地域ではぐくむ看護教育―高齢者と看護学生の交流が未来の看護実践を拓く、看護展望 2022 年 9 月号, 47 (11), 60-65. 2022

8．大内由梨, 桶河華代, 尾ノ井美由紀 (2022)：Practical Report of Online Home Care Nursing Practicum During the COVID-19 Pandemic -Utilizing the Actual visiting Nursing Video, 4th International Conference on Technological Competency as Caring in Nursing and Health Sciences 2022 (tccn4.com), 95.

9．桶河華代 (2023)：Part3 2023 年度から新たに取り組む 2 年次配当のシラバス「健康と暮らし」を支える「地域の在宅看護論」, 看護展望 2023 年 3 月臨時増刊号, 48 (4), 12-15.

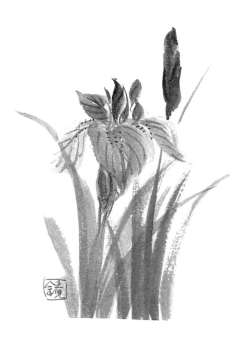

執 筆 者 一 覧

編集者代表

城ヶ端　初子　聖泉大学大学院看護学研究科　教授　博士 (医学)

筆者一覧 (五十音順)

明石　真里菜　　　　　　　　　　　　　　　　　　　　　＊ 8 期生 (在学中)

大内　正千恵　市立野洲病院　医療安全管理室課長　医療安全管理者
　　　　　　　修士 (看護学)　　　　　　　　　　　　＊ 1 期生

桶河　華代　宝塚大学看護学部　准教授　修士 (看護学)

帰山　雅宏　福井県立病院　看護師　修士 (看護学)

香川　留美　済生会滋賀県病院　副看護師長　修士 (看護学)　＊ 3 期生

片山　初美　近江八幡市立総合医療センター　認定看護師 (糖尿病看護)
　　　　　　修士 (看護学)　　　　　　　　　　　　　＊ 5 期生

亀川　磨生　　　　　　　　　　　　　　　　　　　　　＊科目履修生

川瀬　さゆり　滋賀県立看護専門学校　専任教員　修士 (看護学)　＊ 4 期生

岸本　沙希　聖泉大学看護学部　助教　修士 (看護学)　＊ 5 期生

後藤　直樹　聖泉大学看護学部　助教　修士 (看護学)　＊ 5 期生

齋藤　京子　滋賀県済生会訪問看護ステーション
　　　　　　認定看護師 (訪問看護)　修士 (看護学)　※ 4 期生

水主　洋子　長野県看護大学　助教　博士 (看護学)

高島　留美　聖泉大学看護学部　講師　修士 (看護学)　＊ 3 期生

高野　由紀子

田村　聡美　近江八幡市立総合医療センター　看護長　修士 (看護学)　＊ 4 期生

寺澤　律子　滋賀県立総合病院　副看護師長　修士 (看護学)　＊ 3 期生

堂脇　かおり　京都府立医科大学医学部看護学科　非常勤講師
　　　　　　　修士 (保健看護学)

戸島　辰徳　　　　　　　　　　　　　　　　　　　　　＊ 8 期生 (在学中)

平木　聡美　洛和会音羽病院　看護副部長　修士 (看護学)　＊ 3 期生

平野　加代子　宝塚大学看護学部　准教授　修士 (看護学)

増田　繁美　ヴォーリズ記念病院　看護師長　修士 (看護学)　　　＊2期生

松成　範子　滋賀県済生会訪問看護ステーション　　　　　　　　　＊科目履修生

山口　昌子　滋賀県立看護専門学校　専任教員　修士 (看護学)　＊6期生

吉永　典子　近江八幡市立総合医療センター看護副部長 (教育担当)

　　　　　　総務課　経営企画グループ参事　認定看護師（看護管理)

　　　　　　修士 (看護学)　　　　　　　　　　　　　　　　　＊2期生

＊は聖泉大学大学院入学期を示す

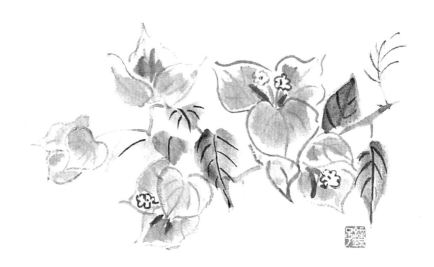

編 集 後 記

　今年度も「ナイチンゲール看護研究会・滋賀」の集録集の5冊目『令和4年1月〜令和5年3月「看護実践に生きているナイチンゲールの看護思想を見直してみよう！」を発行することができました。これも城ケ端先生のご尽力と研究会メンバーのご協力のおかげだと深く感謝申し上げます。

　新型コロナウイルス感染拡大が始まり、3年が過ぎようとしています。例会はオンラインを活用しながら継続してきました。新型コロナウイルスの感染症法上の位置づけも、現在「2類相当」ですが、季節性インフルエンザと同じ「5類」への引き下げも含め、議論が本格化する見通しです。また、看護職への評価は、地域でコロナ医療など一定の役割を担う医療機関に勤務する看護職員を対象とした「看護職員等処遇改善事業」も行われています。

　例会では、城ケ端初子教授のもと、ナイチンゲールの著作「病人の看護と健康を守る看護」（原題：Sick Nursing and Health Nursing）を読み解きながら「看護」を深めてきました。病院にいる病人の看護を Sick Nursing 、家庭での生活のなかにある健康について看護を Health Nursing と定義されています。偶然にも 2022 年度から看護師の教育内容見直しが行われ、社会における看護ニーズの変化に応じた改正として、統合分野としていた「在宅看護論」が、専門分野として「地域・在宅看護論」となることもあり、「病人の看護と健康を守る看護」に記述された内容をより深く理解できました。

　城ケ端初子先生は、『フローレンス・ナイチンゲール生誕 200 年　ナイチンゲールの看護思想を求めて―看護職者として歩んだ 60 年を振り返る―』（2022）を出版され、先生の長年のナイチンゲールに対する思いと看護職者としての 60 年は、常に学ぶ姿勢を忘れないということでした。そして「教えることは学ぶことである」ということを体得できたと述べられています。この言葉の意味を自覚できるように、研究会メンバーと共に日々深めていきたいと思います。

　最後に、本書の随所にあしらった花の絵は、丸山鏡子さんのご協力をいただいたものです。紙面を借りて御礼を申し上げます。

「ナイチンゲール看護研究会・滋賀」事務局

桶河　華代

「看護実践に生きているナイチンゲールの看護思想を見直してみよう!」
―「ナイチンゲール看護研究会・滋賀」の学びと歩み―

2023年3月31日　初版1刷　発行	
編著者	城ヶ端初子・桶河華代・髙島留美　編著
発　行	ナイチンゲール看護研究会・滋賀
	〒521-1123 滋賀県彦根市肥田町720番地
	電話 0749-47-8400
発　売	サンライズ出版
	〒522-0004 滋賀県彦根市鳥居本町655-1
	電話 0749-22-0627 FAX0749-23-7720
印　刷	OMラボ